兰州大学教材建设基金资助

药剂学实验

（含生物药剂学实验与药物动力学实验）

主　　编　史彦斌

副 主 编　杨　娴　张晓云　倪京满

编　　者　（按姓氏笔画排列）

刘　晖　李守唐　余　兰　汪昱东

张　云　张佳宁　强　音

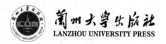

兰州大学出版社
LANZHOU UNIVERSITY PRESS

图书在版编目（ＣＩＰ）数据

药剂学实验：含生物药剂学实验与药物动力学实验 /
史彦斌主编. -- 兰州：兰州大学出版社，2019.9
　ISBN 978-7-311-05693-3

　Ⅰ. ①药… Ⅱ. ①史… Ⅲ. ①药剂学－实验 Ⅳ.
①R94-33

中国版本图书馆CIP数据核字(2019)第211406号

策划编辑　陈红升
责任编辑　佟玉梅
封面设计　王　挺

书　　名　药剂学实验(含生物药剂学实验与药物动力学实验)
作　　者　史彦斌　主编
出版发行　兰州大学出版社　(地址:兰州市天水南路222号　730000)
电　　话　0931-8912613(总编办公室)　0931-8617156(营销中心)
　　　　　0931-8914298(读者服务部)
网　　址　http://press.lzu.edu.cn
电子信箱　press@lzu.edu.cn
印　　刷　甘肃发展印刷公司
开　　本　787 mm×1092 mm　1/16
印　　张　9
字　　数　192千
版　　次　2019年9月第1版
印　　次　2019年9月第1次印刷
书　　号　ISBN 978-7-311-05693-3
定　　价　18.00元

前 言

药剂学作为药学专业的主干课程之一，是一门综合性和应用性很强的药学学科。《药剂学实验》（含生物药剂学实验与药物动力学实验）是药剂学、生物药剂学与药物动力学理论与实践密切结合的重要体现。通过对药剂学、生物药剂学与药物动力学实验的亲身体验，使学生更好地理解和掌握教材内容、掌握药剂学常规操作、熟悉制剂新技术、了解药剂学发展前沿，为药剂学理论的研究与应用打下坚实的基础。同时，激发药学专业学生的学习兴趣，培养学生严谨的学术作风。

本书在参考现有药剂学实验教材不同版本的基础上，通过对既往实验内容的筛选、归纳与补充，共编写了21个实验。其中，第一篇《药剂学实验》部分安排了17个实验，第二篇《生物药剂学实验与药物动力学实验》部分安排了4个实验。每个实验包括实验目的、实验指导、实验内容、实验结果和思考题部分。涉及《中国药典》内容的部分，均以《中国药典》2015年版为标准进行了修改或补充。在部分实验内容的注解中增加了所制药剂的适应证和用法；在质量评价部分增加了《中国药典》收录的检测内容与方法，并以附录的形式增加了相关制剂制备与质量评价所需主要设备的使用方法或药典收载的检测方法。除此之外，教材的最后安排了制剂质量评价常用设备的使用方法。这些修补内容能使学生把所学药学知识串联起来，更好地理解药学专业的培养目标。

本书为普通高等教育国家级规划教材《药剂学》第8版和《生物药剂学与药物动力学》第5版的实验配套用书。我们总结了多年药剂学实践教学的经验以及结合学院的教学平台，在兰州大学教材出版专项经费的资助下编撰了本实验指导。在此衷心感谢所有参与教材编写工作的人员！

　　本教材可用于高等院校药学相关专业《药剂学》《生物药剂学与药物动力学》的实验教学；也可用于医院药房、研究单位、企业等从事药物制剂开发与研究的科技人员参考。

　　由于编者的水平有限，加之时间仓促，错误与不足之处在所难免，敬请读者批评指正。

编　者

目 录

第一篇 药剂学实验部分

第二篇　生物药剂学实验与药物动力学实验部分

第一篇 | 药剂学实验部分

实验一 溶液型液体制剂的制备

一、实验目的

1. 掌握溶液型液体制剂的基本制备方法。
2. 熟悉液体制剂中常用附加剂的使用方法。
3. 了解液体制剂的质量检查方法。

二、实验指导

液体制剂（liquid pharmaceutical preparations）指药物分散在液体分散介质中制成的制剂。一般可供内服或外用。溶液型液体制剂包括低分子溶液剂和高分子溶液剂。常用水、乙醇、甘油、丙二醇、植物油等作为溶剂。

（一）低分子溶液剂

低分子溶液剂即真溶液，指小分子药物以分子或离子状态分散在溶剂中所形成的均相澄明液体制剂，包括溶液剂、糖浆剂、甘油剂、芳香水剂、酊剂和醑剂等。根据分散系统，上述低分子溶液剂都属于热力学和动力学稳定体系。

（二）高分子溶液剂

高分子溶液剂指高分子化合物溶解于溶剂中制成的均相液体制剂。以水为溶剂时，称为胶浆剂；若应用非水溶剂，则称为非水性高分子溶液剂。高分子药物平均粒径较大，但一般不超过 100 nm。高分子药物水溶液与胶体溶液类似，具有丁达尔效应。高分子溶液剂属于热力学稳定体系。

（三）溶液型液体制剂的制备

1. 低分子溶液型液体制剂的制备

主要采用溶解法、稀释法和化学反应法等。其中，最普遍使用的是溶解法。溶解法一般指将试样溶解于适当的溶剂中制备成溶液，必要时可利用加热法或超声法加快溶解速度。其一般工艺流程为：称重→溶解→滤过→质量检查→包装等。稀释法一般指在浓溶液中加入同种溶剂使药物浓度降低的方法。化学反应法是指在一定条件下，将不同组分混合，形成可溶于水中的目标药物的方法。从制备工艺上来看，不同溶液剂虽然在制法上不完全相同，但作为溶液最基本的制法是溶解法。溶解法制备原则和操作步骤如下：

（1）药物的称量：固体药物通常以克为单位。在称量时，选用称重限量与药物量相适应的天平称取。黏度较大的液体药物，通常以克为单位，采用增重法或减重法来称取。低黏度液体药物通常以毫升为单位，用量筒或移液器进行量取。如若液体药物用量较少，也可采用滴管计滴数量取（通常情况下，标准滴管在20 ℃时，20滴约为1 mL），量取液体药物后，应用少量溶剂洗涤量器，洗液全部并于容器中，以减少药物损失。溶剂为油、乙酸乙酯、液状石蜡时，实验器材均应事先干燥。

（2）溶解及加入药物：取1/2～3/4处方量的溶剂，加入处方量药物中搅拌，使药物溶解，补加剩余溶剂。对溶解度大的药物可直接加入溶剂溶解；若药物溶解度低，则先研细，搅拌促溶，必要时还可进行加热或利用超声以促进其溶解；对热稳定性不好的药物，不宜采用加热法促进溶解；难溶性药物溶解时应先混合部分药物和少量溶剂，并配合增溶剂、助溶剂或潜溶剂使之溶解，再加其余药物和剩余溶剂；无防腐能力的药物应在溶解过程的最后一步添加防腐剂；不稳定的药物溶解时可加入抗氧剂、金属络合剂或调节pH值等使其稳定；浓配时易发生变化的复方制剂，可先将单个药物分别稀配后再进行混合；醇性制剂，如酊剂配制时，应缓缓将醇加至水溶液中，且边加边搅拌，以免药物析出；微量液体药物及挥发性药物应最后加入。

（3）过滤：一般情况下，固体药物在溶解后，还需要过滤操作。可根据需求选取玻璃漏斗、布氏漏斗、垂熔玻璃漏斗等，滤材有脱脂棉、滤纸、纱布、绢布等。在过滤黏稠液体时，可采用减压抽滤或加压过滤的方法。有时需要加助滤剂，如滑石粉。

（4）质量检查：参照《中国药典》2015年版四部通则0123（口服溶液剂、口服混悬剂和口服乳剂）。

（5）包装及贴标签：质量检查合格后，将药液于适当的洁净容器中定量分装，并加贴符合规定要求的标签（内服药标签应为白底蓝字或黑字，外用药标签为白底红字）。

2.高分子溶液型液体制剂的制备

高分子溶液型液体制剂的制备过程基本上与低分子溶液型液体制剂的制备相似，但在溶解过程中，宜将药物分次撒布在水面上或将药物黏附在已润湿的器壁上水化，待有限溶胀过程完成，可进行辅助搅拌，使高分子药物迅速膨胀后溶解，即完成无限溶胀过程。对热稳定性较好的高分子溶液剂，在制备的过程中可进行辅助加热，促进溶解过程。胶体溶液处方中涉及电解质时，需将其制成保护胶体以防止凝聚或沉淀。如遇有浓醇、糖浆、甘油等具有脱水作用的液体时，需要事先用溶剂稀释后加入。在过滤时，所选用的滤材应与胶体溶液荷电性相适应，最好采用不带电荷的滤材，以免吸附。

3.液体制剂的辅料

根据液体制剂制备的需要，在配制过程中可加入一些必要的药用附加剂，如增溶剂、助溶剂、潜溶剂、着色剂、抗氧剂、矫味剂等。

三、实验内容

（一）材料与仪器

1.材料

主要有碘、碘化钾、薄荷油、滑石粉、轻质碳酸镁、活性炭、Tween-80、乙醇、硼砂、碳酸氢钠、液体酚、甘油、植物油、氢氧化钠、甲酚、胃蛋白酶、稀盐酸、醋酸钠等。

2.仪器

主要有分析天平、烧杯（50 mL或100 mL）、玻璃漏斗、磨塞小口玻璃瓶、量筒（50 mL或100 mL）、乳钵、pH测定仪、滴定管等。

（二）实验部分

1.复方碘溶液（compound iodine solution）

【处方】

复方碘溶液处方见表1-1。

表1-1 复方碘溶液处方

原辅料	用 量
碘	1 g
碘化钾	2 g
蒸馏水(加至)	20 mL

【制备】

取碘化钾2 g，置于小烧杯中，加蒸馏水约2 mL，搅拌使溶解，再加入碘1 g，搅拌，待全部溶解后，再加蒸馏水至20 mL，搅拌混匀，即得复方碘溶液。

【注解】

（1）适应证及用法：本品主要适用于地方性甲状腺肿大的预防和治疗、甲亢手术前准备以及甲亢危象。内服时需用水稀释5～10倍，以减少对黏膜的刺激性，饭后服用。

（2）碘具有强氧化性、腐蚀性和挥发性，称取时需用玻璃器皿或蜡纸垫；称取后不宜长时间暴露于空气中；谨慎操作，切勿接触皮肤或黏膜。

（3）碘难溶于水（1:2950，g/mL），可加碘化钾助溶，以增大其溶解度。原理为碘化钾可与碘生成易溶于水或醇的络合物（$I_2+KI \longrightarrow KI_3$）。在称样时应尽量取较细的碘粉末。配制时应先配成碘化钾浓溶液后，加入碘溶解，之后稀释至规定体积。

（4）碘溶液具氧化性和升华性，应贮存于密闭不透光的玻璃瓶内保存。

（5）本品一般不过滤，若要过滤，应采用垂熔玻璃滤器。

【质量检查】

（1）性状：本品为深棕色澄清液体，有碘臭。

（2）鉴别：

①取本品1滴，滴入1 mL淀粉指示液与10 mL水的混合液中，显深蓝色。

②取5 mL本品置水浴上蒸干，缓缓炽灼，使游离碘完全挥散，残渣加水溶解后，显钾盐与碘化物的鉴别反应（《中国药典》2015年版四部通则0301）。

（3）检查：项目应符合《中国药典》2015年版四部通则0123口服溶液项下的有关规定。

（4）含量测定：

①碘含量测定采用硫代硫酸钠滴定。方法为：精密量取10 mL本品，置具塞锥形瓶中，加入醋酸1滴，用0.1 mol/L的硫代硫酸钠溶液滴定至无色。1 mL硫代硫酸钠滴定液相当于12.69 mg的碘。

②碘化钾含量测定用硝酸银滴定。方法为：取上述滴定后的溶液，加2 mL醋酸与0.1 mL曙红钠指示液，用0.1 mol/L硝酸银溶液滴定，至沉淀由黄色转变为玫瑰红色；将消耗的硝酸银滴定液的容积（mL）减去上述消耗的硫代硫酸钠滴定液的容积（mL）。1 mL硝酸银滴定液相当于16.60 mg的碘化钾。

2.薄荷水溶液（mentha aqueous solution）

【处方】

薄荷水溶液处方见表1-2。

表1-2　薄荷水溶液处方

原辅料	用　量		
	Ⅰ	Ⅱ	Ⅲ
薄荷油	0.2 mL	0.2 mL	2 mL
滑石粉	1.5 g		
Tween-80		2 g	2 g
90%乙醇			60 mL
蒸馏水（加至）	100 mL	100 mL	100 mL

【制备】

（1）处方Ⅰ用分散溶解法：取薄荷油0.2 mL，加滑石粉1.5 g。在研钵中研匀后，移至细口瓶中，加入适量蒸馏水，加盖，振摇10 min，反复过滤至滤液澄明，再从滤器上加适量蒸馏水至100 mL，即得薄荷水溶液。

另取轻质碳酸镁、活性炭各1.5 g，分别按上法制备薄荷水。记录不同分散剂制备薄荷水溶液所观察到的结果。

（2）处方Ⅱ用增溶法：取薄荷油0.2 mL，加2 g Tween-80搅匀，加入适量蒸馏水充分搅拌溶解，过滤，再从滤器上加适量蒸馏水至100 mL，即得薄荷水溶液。

（3）处方Ⅲ用增溶–复溶剂法：取薄荷油2 mL，加2 g Tween-80搅匀，在搅拌下，缓慢加入60 mL 90%的乙醇及蒸馏水适量，溶解，过滤，再从滤器上加适量蒸馏水至100 mL，即得薄荷水溶液。

【注解】

（1）适应证及用法：本品适用于胃肠胀气，也可作矫味剂；口服。

（2）本品为薄荷油的饱和水溶液（约0.05%，mL/mL），处方用量为溶解量的4倍，因此用水配制时，不能完全溶解。

（3）制备过程中加滑石粉等固体分散剂可增加溶质与水的接触面积；还可通过在滤器上形成滤床，起助滤作用；再可吸附多余的挥发油及杂质，使溶液澄明。

（4）Tween-80为增溶剂，配制时应先与薄荷油充分搅匀，再加水溶解，以充分发挥增溶作用，从而缩短溶解过程。

3.复方硼酸钠溶液（compound sodium borate solution）

【处方】

复方硼酸钠溶液处方见表1-3。

表1-3　复方硼酸钠溶液处方

原辅料	用量
硼砂	0.75 g
碳酸氢钠	0.75 g
液体酚	0.15 mL
甘油	1.75 mL
蒸馏水（加至）	50.0 mL

【制备】

取0.75 g硼砂溶于约25 mL热蒸馏水中，待冷却后加入0.75 g碳酸氢钠并搅拌使其溶解。另将0.15 mL液体酚加入1.75 mL甘油中搅拌混匀，之后加入上述溶液中，边加边搅拌，此过程中会有气泡产生。待气泡停止生成后，过滤，从滤器上添加蒸馏水至50 mL，即得复方硼酸钠溶液。

【注解】

（1）适应证与用法：本品为含漱剂，适用于口腔炎、咽喉炎及扁桃体炎等。

（2）本品中含有硼砂、甘油及碳酸氢钠，经下列化学反应生成的甘油硼酸钠与苯酚均具有杀菌作用，方程式如下：

$$Na_2B_4O_7 \cdot 10H_2O+4C_3H_5(OH)_3 \longrightarrow 2C_3H_5(OH)NaBO_3+2C_3H_5(OH)HBO_3+13H_2O$$
$$C_3H_5(OH)HBO_3+NaHCO_3 \longrightarrow C_3H_5(OH)NaBO_3+CO_2\uparrow+H_2O$$

如先将液体酚溶于甘油后，再加入硼砂与碳酸氢钠的混合液中，则能使其均匀分布于溶液中。碳酸氢钠使溶液呈碱性，能中和口腔中的酸性物质，因此也具有清洁口腔黏膜的作用。本品用作含漱剂时，通常需用水稀释5倍。

（3）硼砂易溶于热蒸馏水，但在40 ℃以上碳酸氢钠易分解，故配制时应先用热蒸馏水使硼砂溶解，待溶液冷却后，再加入碳酸氢钠。在加入的过程中会产生二氧化碳气体，须待气泡不继续产生后，再进行过滤。

（4）本品常用伊红着红色，以示外用，不可内服，具苯酚特臭。

4.甲酚皂溶液（cresol soap solution）

【处方】

甲酚皂溶液处方见表1-4。

表1-4　甲酚皂溶液处方

原辅料	用　量
甲酚	25 mL
植物油	8.65 g
氢氧化钠	1.35 g
蒸馏水（加至）	50 mL

【制备】

取氢氧化钠1.35 g，加蒸馏水5 mL。溶解后，加8.65 g植物油，置水浴上加热，搅拌至完全皂化。完全皂化的检验方法：取溶液1滴，加蒸馏水9滴，无油滴析出。完全皂化后加处方量甲酚，搅匀，冷却，再加适量的蒸馏水至50 mL，混合均匀，即得甲酚皂溶液。

【注解】

（1）适应证与用法：本品适用于器械、环境消毒及处理排泄物。用于消毒手时，一般用水稀释至1%～2%的溶液。用于器械、环境消毒及处理排泄物时，用水稀释至5%～10%的溶液。

（2）甲酚与苯酚的性质相似，且较苯酚的杀菌力更强。较高浓度时，甲酚对皮肤有刺激性，操作宜谨慎。

（3）甲酚在水中溶解度小，仅为1∶50（mL/mL）。植物油与氢氧化钠发生皂化反应，利用肥皂增溶作用，制成50%甲酚皂溶液。脂肪和植物油的主要成分是甘油三酯，发生皂化反应的方程式为：

$$\begin{array}{l}CH_2OCOR\\ |\\ CHOCOR + 3NaOH \xrightarrow{\triangle} CH_3OH + 3R—COONa\\ |\\ CH_2OCOR\end{array}\quad\begin{array}{l}CH_2OH\\ |\\ CH_2OH\end{array}$$

（4）皂化程度完全与否与成品质量有密切关系，可加少量乙醇（约为制品全量的5.5%，mL/mL）加速皂化反应，待反应完全后，再加热除去乙醇。

（5）甲酚、肥皂、水三组分形成的溶液是一种复杂的体系，具有胶体溶液的特性。比例适当的混合物为澄清溶液，且用水稀释时也不再出现混浊状态。

5.胃蛋白酶合剂（pepsin mixtures）

【处方】

胃蛋白酶合剂处方见表1-5。

表1-5　胃蛋白酶合剂处方

原辅料	用　量
胃蛋白酶	1.20 g
稀盐酸	1.20 mL
甘油	12.0 mL
蒸馏水（加至）	60.0 mL

【制备】

（1）Ⅰ法：取稀盐酸1.20 mL与处方量1/3的蒸馏水混合后，将1.20 g胃蛋白酶撒在液面使其膨胀、溶解，必要时轻加搅拌，加12.0 mL甘油混匀，并加水至足量，即得胃蛋白酶合剂。

（2）Ⅱ法：取1.20 g胃蛋白酶，加1.20 mL稀盐酸研磨，加部分蒸馏水溶解后，加12.0 mL甘油，再加水至足量，混匀，即得胃蛋白酶合剂。

【注解】

（1）适应证与用法：本品为助蛋白消化药，适用于肠胃发酵性消化不良及胃酸分泌不足等症；口服。

（2）胃蛋白酶在空气中不稳定，极易吸潮，称取时操作宜迅速，应选取消化力为1∶3000的胃蛋白酶；若用其他规格，则用量应按规定折算。

（3）强力搅拌以及用棉花、滤纸过滤时，对胃蛋白酶活性和稳定性均有影响，故宜注意操作；一般可通过对比实验比较其对酶活性的影响程度。

【质量检查】

比较两种制法所得合剂的质量，可用活力实验检查。

（1）醋酸钠缓冲液：取冰醋酸92 g和氢氧化钠43 g，分别溶于适量蒸馏水中。将两液混合，并加蒸馏水稀释成1000 mL。此溶液的pH为5。

（2）牛乳醋酸钠混合液：取等体积的醋酸钠缓冲液和鲜牛奶混合均匀即可。此混合液可在室温密闭贮存2周。

（3）活力实验：精密吸取胃蛋白酶合剂0.1 mL，置于试管中；另用吸管加入牛乳醋酸钠混合液5 mL。从开始加入时计时，迅速加毕，混匀，将试管倾斜，注视沿管壁沉下的牛乳液，至开始出现乳酪蛋白的絮状沉淀时结束计时，计算凝固牛乳所需的时间，以上实验全部在25 ℃下进行。

（4）计算：胃蛋白酶活力愈强，凝固牛乳愈快，即凝固牛乳液所需时间愈短。规定凡胃蛋白酶能使牛乳液在60 s恰好未凝固时的活力强度称为1个活力单位。为此20 s未凝固的则为60/20，即3个活力单位，最后换算为1 mL供试液的活力单位。

四、实验结果

1. 将实验结果填入表1-6中。

表1-6　溶液型液体制剂的实验结果

项　目	性　状	气　味	备　注
复方碘溶液			
薄荷水溶液			
复方硼酸钠溶液			
甲酚皂溶液			
胃蛋白酶合剂			

2. 结合专业理论和实验结果，进行相关讨论。

五、思考题

1. 制备薄荷水时加入滑石粉、轻质碳酸镁、活性炭的作用是什么？
2. 薄荷水中加入Tween-80的增溶效果与其用量有关，最适用量如何测定？
3. 复方碘溶液中碘有刺激性，口服时宜做何处理？
4. 复方硼酸钠溶液为消毒防腐剂，为什么漱口时宜加5倍量温水稀释？
5. 简述影响胃蛋白酶活力的因素及预防措施。
6. 配制亲水胶体溶液时应注意什么？

参考文献

［1］　崔福德.药剂学实验指导［M］.2版.北京:人民卫生出版社，2007.

［2］　陆彬.药剂学实验［M］.北京:人民卫生出版社，1997.

［3］　崔福德.药剂学［M］.7版.北京:人民卫生出版社，2011.

［4］　方亮.药剂学［M］.8版.北京:人民卫生出版社，2016.

［5］国家药典委员会.中华人民共和国药典（2015年版）［M］.北京:中国医药科技出版社，2015.

实验二 混悬型液体制剂的制备

一、实验目的

1. 掌握混悬型液体制剂制备的一般方法。
2. 熟悉混悬型液体制剂稳定剂的选择方法。
3. 熟悉混悬型液体制剂的质量评价。

二、实验指导

混悬型液体制剂也称为混悬剂（Pharmaceutical suspensions），指难溶性固体药物以微粒状态（粒径一般介于 $0.5 \sim 10\ \mu m$）分散于液体分散介质中形成的非均相液体制剂，属于热力学不稳定的粗分散体系。分散介质多为水，也可用其他液体。混悬剂中药物颗粒应分散均匀、粒径分布范围窄、沉降缓慢；沉降后的微粒不结块，稍加振摇即能均匀分散；黏度适宜，易于倾倒且分剂量准确。

由于重力作用，混悬剂中微粒在静置时会发生沉降。沉降速度 V 符合 Stokes 定律：

$$V = \frac{2r^2(\rho_1 - \rho_2)g}{9\eta}$$

式中： r 为微粒半径，$(\rho_1-\rho_2)$ 为微粒与液体介质的密度差，g 为重力加速度，η 为混悬液分散介质的黏度。减缓混悬剂中微粒的沉降速度，首先要减小微粒半径，其次是减小微粒与液体介质的密度差或增加介质黏度。如加入天然胶类、半合成纤维素类、糖浆等助悬剂以增加黏度，降低沉降速度。羧甲纤维素钠除使分散介质黏度增加外，还能形成带电的水化膜包在微粒表面，通过静电排斥作用防止微粒聚集。此外，可通过加入润湿剂、絮凝剂、反絮凝剂提高混悬剂的稳定性。

混悬剂中微粒粒径小、分散度大，表面自由能较大，微粒有聚集的趋向，体系处于不稳定状态。公式 $\Delta F = \delta_{SL} \cdot \Delta A$，$\Delta F$ 为微粒总表面自由能的改变值，其值取决于固液间界面张力（δ_{SL}）和微粒总表面积的改变值（ΔA）。因此，在混悬剂中可加入表面活性剂来降低δ_{SL}，降低微粒表面自由能，使体系稳定。表面活性剂又可作为润湿剂，可有效地使疏水性药物被水润湿，从而克服微粒由于吸附空气而漂浮的现象（如硫黄粉末分散在水中），也可加入适量的絮凝剂（与微粒表面所带电荷相反的电解质），使微粒ξ电位降低到一定程度，则微粒发生部分絮凝，随之微粒的总表面积减小，表面自由能下降，混悬剂稳定性提高，且絮凝所形成的疏松聚集体使沉降体积变大，振摇时易再分散。有时为了增加混悬剂的流动性，可加入适量与微粒表面电荷相同的电解质（反絮凝剂），使ξ电位增大。同性电荷相斥，可减少微粒的聚结，且沉降体积变小，混悬液流动性增加，易于倾倒和涂布。

混悬剂的一般配制方法有分散法与凝聚法。

（1）分散法将固体药物粉碎成微粒，再混悬于分散介质中，并加入适宜的稳定剂。亲水性药物可先干磨至一定的细度；加液研磨时通常药物1份，加0.4～0.6份液体分散介质为宜；遇水膨胀的药物配制时，不采用加液研磨，可先加少量水，待药物完全膨胀后再加水研磨；疏水性药物可加润湿剂或高分子溶液研磨，使药物颗粒润湿，再加水性分散介质稀释至足量，混匀即得。

（2）凝聚法将离子或分子状态的药物借化学或物理方法在分散介质中聚集成固体微粒。化学凝聚法是两种或两种以上的药物分别制成稀溶液，混合并急速搅拌，使发生化学反应并形成不溶性微粒，得到混悬型液体制剂；也可通过改变溶剂、温度或浓度等物理方法制成混悬剂。溶剂改变时的速度越剧烈，析出的沉淀越细。因此常将酊剂、醑剂缓缓加到水中并快速搅拌，使形成的混悬颗粒细腻，微粒沉降缓慢。

混悬剂的制备操作要点如下：

（1）助悬剂应先配成一定浓度的浓溶液，再与药物混合，研磨。固体药物一般宜研细、过80目以上筛，再与其他物料混合。

（2）分散法制备混悬剂，宜采用加液研磨法。加液时不宜多，研细后再加液体稀释。

（3）用改变溶剂析出沉淀的方法制备混悬剂时，应将醇性制剂（如酊剂、醑剂、流浸膏）以细流缓缓加入水性溶液中，并快速搅拌。

（4）用改变温度析出沉淀的方法制备混悬剂时，应缓缓降温并快速搅拌。

（5）药瓶不宜盛装太满，应留适当空间以便于用前摇匀，并加贴印有"用前摇匀"或"服前摇匀"字样的标签。

（6）考虑到安全因素，剧毒药物不宜制成混悬剂。

三、实验内容

（一）材料与仪器

1.材料

主要有氧化锌、炉甘石、硫酸钡、硫黄、樟脑、甘油、羧甲纤维素钠、西黄蓍胶、Tween-80、三氯化铝、枸橼酸钠、磺胺嘧啶、氢氧化钠、枸橼酸、尼泊金乙酯、单糖浆等。

2.仪器

主要有分析天平、乳钵、烧杯（100 mL、200 mL）、量筒（10 mL、100 mL）、试剂瓶、显微镜、粒度分析仪、高效液相色谱仪等。

（二）实验部分

1.药物亲水与疏水性质的观察

取试管加少量蒸馏水，分别加入少许氧化锌、硫酸钡、硫黄、炉甘石、樟脑等粉末，观察与水接触的现象。分辨哪些是亲水的，哪些是疏水的，记录结果。

2.炉甘石洗剂的制备（calamine lotion）

比较不同稳定剂对炉甘石洗剂稳定性的影响。

【处方】

炉甘石洗剂处方见表2-1。

表2-1　炉甘石洗剂处方

原辅料	用　量						
	1	2	3	4	5	6	7
炉甘石/g	0.5	0.5	0.5	0.5	0.5	0.5	0.5
50%甘油/mL	—	6.0	—	—	—	—	—
羧甲纤维素钠/g	—	—	0.05	—	—	—	—
西黄蓍胶/g	—	—	—	0.05	—	—	—
Tween-80/g	—	—	—	—	0.2	—	—
三氯化铝/g	—	—	—	—	—	0.012	—
枸橼酸钠/g	—	—	—	—	—	—	0.05
蒸馏水分散介质(加至)/mL	10	10	10	10	10	10	10

【制备】

（1）处方1的配制：称取0.5 g炉甘石细粉，置乳钵中，加3～5 mL蒸馏水研成糊状，再加少量水研磨均匀，加水稀释并转移至10 mL刻度试管中，加水至刻度。

（2）处方2的配制：称取0.5 g炉甘石细粉，置乳钵中，逐滴加6 mL 50%甘油研成糊状，再各加少量蒸馏水及剩余处方量甘油研磨均匀，加水稀释并转移至10 mL刻度试管中，加水至刻度。

（3）处方3的配制：称取羧甲纤维素钠0.1 g，撒到20 mL蒸馏水上，待完成有限溶胀（加热促进溶胀过程），搅拌研成胶浆。称取0.5 g炉甘石细粉，置乳钵中，加入适量胶浆，研成糊状，再加部分胶浆研匀，转移至10 mL刻度试管中，加胶浆至刻度。

（4）处方4的配制：称取西黄蓍胶0.1 g，加入20 mL蒸馏水，加热促溶，搅拌形成胶浆。称取0.5 g炉甘石细粉，置乳钵中，加入适量胶浆，以下操作同处方3的配制。

（5）处方5的配制：称取Tween-80 0.4 g，加入20 mL蒸馏水，搅拌形成胶浆。称取0.5 g炉甘石细粉，置乳钵中，加入适量胶浆，以下操作同处方3的配制。

（6）处方6的配制：称取三氯化铝0.012 g，置乳钵中，加少量蒸馏水溶解，加入0.5 g炉甘石细粉，研成糊状，加水稀释并转移至10 mL刻度试管中，加水至刻度。

（7）处方7的配制：称取枸橼酸钠0.05 g，置乳钵中，加少量蒸馏水溶解，加入0.5 g炉甘石细粉，研成糊状，加水稀释并转移至10 mL刻度试管中，加水至刻度。

【注解】

（1）适应证与用法：本品有保护皮肤、收敛、消炎的作用。适用于皮肤炎症，如丘疹、亚急性皮炎、湿疹、荨麻疹；用前摇匀，外用、局部涂抹。

（2）各处方配制时，加液量、研磨时间及研磨用力应尽可能一致；研磨时朝同一个方向。

（3）用于测定沉降容积比的试管直径应一致，加样高度保持一致。

（4）炉甘石洗剂中的炉甘石带负电，加入少量三氯化铝中和部分电荷，发生絮凝，防止结块，改善分散性。

（5）甘油做助悬剂，可能会出现两个沉降面，这是因为甘油对小粒子的助悬效果好，而对大粒子的助悬效果差造成的，观察时应同时记录两个沉降体积。

【质量检查】

（1）沉降体积比的测定：将配制好的混悬剂分别倒入具塞刻度试管中，密塞，用力振摇1 min，记录混悬液的开始高度H_0，静置，按所规定的时间测定沉降物的高度H_t，按式（沉降体积比$F=H/H_0$）计算各放置时间的沉降体积比，记入表中。沉降体积比在0～1之间，其数值愈大，混悬剂愈稳定。

（2）重新分散实验：将盛有混悬剂的具塞试管放置一定时间，使其沉降（有明显的沉淀产生），然后将具塞试管倒置翻转（一反一正为一次），将管底沉降物重新分散所需翻转的次数记入表中。所需翻转的次数愈少，则混悬剂重新分散性愈好。若始终未能分散，表示结块，也应记录。

（3）微粒大小的测定：可用显微镜法或粒度分析仪测定微粒大小及分布范围。按

《中国药典》2015年版四部通则0982方法测定,应符合规定。

3.磺胺嘧啶混悬剂的制备(sulfadiazine suspension)

【处方】

磺胺嘧啶混悬剂处方见2-2。

表2-2 磺胺嘧啶混悬剂处方

原辅料	用 量
磺胺嘧啶	5.0 g
氢氧化钠	0.8 g
枸橼酸钠	3.25 g
枸橼酸	1.4 g
单糖浆	20.0 mL
尼泊金乙酯醇溶液(5%)	1.0 mL
蒸馏水(加至)	100 mL

【制备】

(1)单糖浆的制备:取蒸馏水25 mL煮沸,加蔗糖42.5 g搅拌溶解,继续加热至100 ℃,用脱脂棉滤过,从滤器上加适量蒸馏水,使其冷却至室温时体积为50 mL,搅匀,即得单糖浆。

(2)混悬剂的制备:取氢氧化钠0.8 g,分次加入约12.5 mL经煮沸放冷的蒸馏水,搅拌溶解,制成氢氧化钠水溶液。将磺胺嘧啶5.0 g混悬于20 mL蒸馏水中,缓缓加入氢氧化钠水溶液,边加边搅,使磺胺嘧啶溶解。另将枸橼酸钠与枸橼酸加适量蒸馏水溶解,滤过,滤液缓慢倒入上述磺胺嘧啶钠溶液中,较快速度搅拌,析出细微磺胺嘧啶沉淀,最后加入单糖浆和尼泊金乙酯醇溶液,急速搅拌并加蒸馏水至100 mL,摇匀,即得磺胺嘧啶混悬剂。

【注解】

(1)适应证及用法:本品主要用于溶血性链球菌、脑膜炎球菌、肺炎球菌等微生物感染;口服。

(2)用化学凝聚法制备混悬液,为了得到较细颗粒,其化学反应须在稀溶液中进行,并应同时急速搅拌。

(3)尼泊金乙酯醇溶液(5%)的制备:取尼泊金乙酯5.0 g溶于适量乙醇中,加入甘油50 g,再加入无水乙醇至100 mL,搅匀即得。本品中甘油为稳定剂,能增大尼泊金乙酯转溶于水中的稳定性,防止转溶时析出颗粒。若不加甘油则可配成2.5%溶液,但用量应加大1倍。尼泊金乙酯在酸性溶液中(pH=3～6)较稳定。

【质量检查】

（1）性状：本品为细微颗粒的混悬水溶液，静置后细微颗粒沉淀，振摇后成均匀的白色混悬液。

（2）鉴别：

① 取本品 2 mL，摇匀，加 0.4% 氢氧化钠溶液 3 mL，振摇使磺胺嘧啶溶解、滤过，取滤液 1 mL，加硫酸铜试液 1 滴，即生成黄绿色沉淀，放置后变为紫色。

②在含量测定项下记录的色谱图中，供试品溶液主峰的保留时间应与对照品溶液主峰的保留时间一致。

③取鉴别①项下剩余滤液，显示芳香第一胺类的鉴别反应（《中国药典》2015 年版四部通则 0301）。

（3）检查 pH 值：取本品，摇匀，依法测定（《中国药典》2015 年版四部通则 0631），pH 值应为 4.0～6.0。

其他应符合口服混悬剂项下有关的各项规定（《中国药典》2015 年版四部通则 0123）。

（4）含量测定：按照高效液相色谱法（《中国药典》2015 年版四部通则 0512）测定。

色谱条件与系统适用性实验：用十八烷基硅烷键合硅胶为填充剂，以乙腈与 0.3% 醋酸铵溶液（20∶80）为流动相，检测波长为 260 nm。理论板数按磺胺嘧啶峰计算不低于 3000。

测定方法：取本品，摇匀，精密量取 5 mL 并转移至 100 mL 量瓶中，用 0.1 mol/L 氢氧化钠溶液 30 mL 洗涤移液管内壁，洗液并入量瓶中，振摇使磺胺嘧啶溶解，用流动相稀释至刻度，摇匀，滤过。精密量取续滤液 1 mL 置 50 mL 量瓶中，用流动相稀释至刻度，摇匀，作为供试品溶液。精密吸取 10 μL 注入液相色谱仪，记录色谱图；另取磺胺嘧啶对照品约 25 mg，精密称定，置 50 mL 量瓶中，加 0.1 mol/L 氢氧化钠溶液 1.5 mL 溶解后，用流动相稀释至刻度，摇匀。精密量取 10 mL，置 50 mL 量瓶中，用流动相稀释至刻度，摇匀，同法测定。按外标法以峰面积计算药物含量。

四、实验结果

1.将实验结果填于表 2-3 中。以沉降体积比 F（H/H_0）为纵坐标，时间 t 为横坐标，绘制沉降曲线图。

表2-3 炉甘石洗剂的质量评价

	时间/min	0	5	15	30	60	120	翻转次数	粒径	备注
沉降体积比	处方1									
	处方2									
	处方3									
	处方4									
	处方5									
	处方6									
	处方7									

2.针对各混悬型液体制剂的实验结果,结合理论知识分析讨论。

五、思考题

1.影响混悬剂稳定性的因素有哪些?

2.优良的混悬剂应达到哪些质量要求?

3.混悬剂的制备方法有哪几种?

4.简述处方中加入絮凝剂和反絮凝剂的意义。

参考文献

[1] 崔福德.药剂学实验指导[M].2版.北京:人民卫生出版社,2007.

[2] 陆彬.药剂学实验[M].北京:人民卫生出版社,1997.

[3] 崔福德.药剂学[M].7版.北京:人民卫生出版社,2011.

[4] 方亮.药剂学[M].8版.北京:人民卫生出版社,2016.

[5] 国家药典委员会.中华人民共和国药典(2015年版)[M].北京:中国医药科技出版社,2015.

实验三 乳剂型液体制剂的制备

一、实验目的

1.掌握乳剂型液体制剂的一般制备方法。
2.掌握乳剂型液体制剂类型的鉴别方法。
3.熟悉适合被乳化油的混合乳化剂 HLB 值的选择依据。

二、实验指导

乳剂型液体制剂也称乳剂（pharmaceutical emulsions），指两种互不相溶的液体混合，其中一种液体以液滴状态分散于另一种液体中形成的非均相分散体系。形成液滴的一相称为内相、不连续相或分散相，围在液滴外面的一相则称为外相、连续相或分散介质。普通乳剂可供内服、外用，经灭菌或无菌操作法制备的微乳也可供注射用。普通乳剂的液滴直径一般在 1～100 µm 范围，属热力学不稳定体系。乳剂由油相、水相、乳化剂组成。乳化剂的作用是能显著降低油水两相的界面张力，并在乳滴周围形成牢固的乳化膜。乳滴粒径分布在 0.1～1 µm 范围的乳剂称为亚微乳，小于 100 nm 的乳剂称为纳米乳。处方组成和制备方法与普通乳剂不同，含有助乳化剂，通常是自发乳化形成的。乳剂因内相、外相不同，分为 O/W 型和 W/O 型等类型，可用稀释法和染色镜检等方法进行鉴别。

乳化剂有天然乳化剂、合成乳化剂、辅助乳化剂。合成乳化剂通常为表面活性剂，其分子中的亲水基团和亲油基团所起作用的相对强弱可以用亲水亲油值（HLB）来表示。HLB 值高者，亲水性较强；反之，则亲油性较强。常用乳化剂的 HLB 值一般在 3～16 范围，其中，HLB 值在 3～8 为 W/O 型为乳化剂，HLB 值在 8～16 为 O/W 型乳化剂。各种油被乳化生成某种类型乳剂所要求的 HLB 值并不相同。只有当乳化剂的 HLB 值和用量适应油被乳化的要求，生成的乳剂才稳定。譬如，植物油：水：胶的质量比为 4:2:1，液状石蜡：水：胶的质量比为 3:2:1，挥发油：水：胶的质量比为 2:2:1。将两种不同 HLB 值的乳化剂混合使用，以获得乳化某种药物的最适 HLB 值。混合乳化剂的

HLB值为各个乳化剂HLB值的加权平均值，其计算公式如下：

$$HLB_{混合} = HLB_a \cdot W_a + HLB_b \cdot W_b / (W_a + W_b)$$

式中：a、b分别为两个已知HLB值的单个乳化剂，W_a、W_b分别为两种乳化剂的质量。

乳剂的制备方法有：①干胶法；②湿胶法；③新生皂法；④机械法（乳匀机、胶体磨）。

干胶法制备工艺流程如图3-1所示：

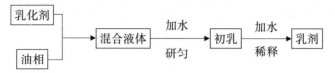

图3-1　干胶法制备工艺流程

通常小量制备且乳化剂为天然乳化剂时，可在乳钵中研磨制得，如以阿拉伯胶作为乳化剂，常采用干胶法和湿胶法。以乳化能力强的表面活性剂为乳化剂时，可直接振摇获得乳剂。工厂大量生产多采用乳匀机、高速搅拌器、胶体磨制备。

三、实验内容

（一）材料与仪器

1.材料

主要有液状石蜡、阿拉伯胶、尼泊金乙酯醇溶液、氢氧化钙、麻油、苏丹红、亚甲蓝、Tween-80、Span-80等。

2.仪器

主要有乳钵、具塞玻璃瓶、具塞刻度试管、烧杯、载玻片、盖玻片、离心管、乳匀机、显微镜、粒度分析仪等。

（二）实验部分

1.液状石蜡乳的制备（liquid paraffin emulsion）

【处方】

液状石蜡乳处方见表3-1。

表3-1　液状石蜡乳处方

原辅料	用　量
液状石蜡	12 mL
阿拉伯胶	4 g
5%尼泊金乙酯醇溶液	0.1 mL
蒸馏水(加至)	30 mL

【制备】

（1）干胶法：将阿拉伯胶细粉4 g置干燥乳钵中，加入12 mL液状石蜡，研匀；加水8 mL不断研磨至发出劈裂声，即得初乳；再加尼泊金乙酯醇溶液及剩余蒸馏水研匀，共制成30 mL，即得液状石蜡乳。

（2）湿胶法：取蒸馏水8 mL置烧杯中，加4 g阿拉伯胶粉配成胶浆（按高分子溶液制备法操作）。将胶浆移入乳钵中，再分次加入12 mL液状石蜡，边加边研磨至初乳形成，再加蒸馏水适量，研匀，共制成30 mL，即得液状石蜡乳。

【注解】

（1）适应证及用法：本品为缓泻剂；口服每次10～30 mL，睡前服用。

（2）干胶法适用于乳化剂为细粉者；湿胶法所用的乳化剂可以不是细粉，凡预先能制成胶浆（胶与水的比例一般为1∶2，g/g）者即可。

（3）干胶法制备初乳时，应选用内壁干燥的瓷乳钵，量油的量器不得沾水，量水的量器也不得沾油；否则胶会黏结成团，不易混匀，乳剂中出现肉眼可见的大油滴。油相与乳化剂充分研匀后，按液状石蜡∶水∶胶为3∶2∶1比例一次加水，迅速沿同一方向旋转研磨，直至稠厚的乳白色初乳生成为止（有劈裂声）。其间不能改变研磨方向，也不宜停止研磨。

（4）制备O/W型乳剂必须在初乳制成后，方可加水稀释。

【质量检查】

（1）性状：乳白色乳状液体。

（2）粒径：镜检油滴应细小（1～100 μm）且分布均匀，也可用粒度分析仪检测粒径。

2.石灰搽剂的制备（lime liniment）

【处方】

石灰搽剂处方见表3-2。

表3-2　石灰搽剂处方

原辅料	用　量
氢氧化钙溶液	10 mL
麻油	10 mL

【制备】

量取饱和氢氧化钙溶液和麻油各10 mL于具塞玻璃瓶中，用力振摇至乳剂形成，即得石灰搽剂。

【注解】

（1）适应证及用法：本品适用于烫伤；外用。

（2）本品以氢氧化钙溶液与麻油中所含的游离脂肪酸经皂化反应形成新生钙皂，其为 W/O 型乳化剂，故制得 W/O 型乳剂。

（3）麻油可用其他植物油代替，用前应以干热灭菌法灭菌。

【质量检查】

（1）性状：淡黄色乳状液体。

（2）粒径：镜检油滴应细小（1～1000 μm）且分布均匀，也可用粒度分析仪检测粒径。

3. 乳剂类型的鉴别

（1）染色法：将上述乳剂涂在载玻片上，加少许油溶性苏丹红染色，镜下观察。另用水溶性亚甲蓝染色，同样镜检，判断乳剂的类型。

（2）稀释法：取试管 3 支，分别加入乳剂各 1 滴，加水约 5 mL，振摇或翻转数次。观察是否能混匀，判断乳剂类型。

4. 液状石蜡所需 HLB 值的测定

（1）用 Tween-80（$HLB = 15.0$）及 Span-80（$HLB = 4.3$）配成 HLB 值为 6.0、8.0、10.0、12.0 及 14.0 混合乳化剂各 5 g，计算各单个乳化剂的用量，填入表 3-3 中。

表 3-3　混合乳化剂组成的 HLB 值

乳化剂种类	乳化剂用量				
Tween-80					
Span-80					
$HLB_{混合}$	6.0	8.0	10.0	12.0	14.0

（2）取 5 支 20 mL 干燥具塞刻度试管，各加入 5.0 mL 液状石蜡，再分别加入上述不同 HLB 值的混合乳化剂 0.5 mL，剧烈振摇 10 s，然后加蒸馏水 10 mL，振摇 2 min，即得乳剂。经放置 5 min、10 min、30 min、60 min 后，分别观察并记录各乳剂分层毫升数并判断哪一处方较稳定，将结果填入表 3-4 中。

表 3-4　各乳化剂放置后分层毫升数 HLB 值观察

所用 $HLB_{混合}$ 值	6.0	8.0	10.0	12.0	14.0
5 min 后分层毫升数					
10 min 后分层毫升数					
30 min 后分层毫升数					
60 min 后分层毫升数					

（3）根据观察结果，液状石蜡所需 HLB 值为（　　　），所成乳剂为（　　　）类型。

四、实验结果

将实验结果记录在表3-5中，并针对实验结果进行讨论。

表3-5 乳剂外观及类型

项目	外观	苏丹红染色		亚甲蓝染色		稀释法	类型
		分散相	分散介质	分散相	分散介质		
液状石蜡乳							
石灰搽剂							

五、思考题

1. 干胶法与湿胶法选择的依据是什么，其操作要点有哪些？
2. 石灰搽剂不用研磨，用振摇法即能乳化，为什么？
3. 确定乳剂类型的依据是什么？
4. 若要更准确地测得液状石蜡所需混合乳化剂的 HLB 值，应如何实验？

参考文献

［1］ 崔福德. 药剂学实验指导［M］. 2版. 北京: 人民卫生出版社，2007.

［2］ 陆彬. 药剂学实验［M］. 北京: 人民卫生出版社，1997.

［3］ 崔福德. 药剂学［M］. 7版. 北京: 人民卫生出版社，2011.

［4］ 方亮. 药剂学［M］. 8版. 北京: 人民卫生出版社，2016.

实验四　注射剂的制备

一、实验目的

1. 掌握注射剂实验室制备的工艺过程和操作要点。

2. 熟悉注射剂质量检查的一般方法。

3. 了解影响注射剂质量的主要因素。

二、实验指导

注射剂（injection）指将药物制成的供注入体内的无菌溶液、乳状液和混悬液以及供临用前配制成溶液或混悬液的浓溶液及无菌粉末。

注射剂起效迅速，剂量准确，急救危重病人常用静脉注射或滴注给予药物。由于注射剂直接注入体内，安全风险大，所以对生产过程和质量控制要求极其严格。生产灭菌制剂的厂房设施必须根据《药品生产质量管理规范》（GMP）的原则设置，厂房必须按生产工艺和产品质量的要求划分洁净级别。洁净厂房内空气的尘粒数和活微生物数应符合规定。譬如，注射剂洁净厂房的温度和相对湿度应与其生产及工艺要求相适应（温度控制在18～24 ℃，相对湿度控制在45%～65%为宜）。洁净级别要求高的厂房对相邻的洁净级别低的厂房一般呈相对正压。生产车间及各岗位操作区，均应按生产和洁净级别的要求进行清洁、消毒。注射剂成品的灭菌方法，应根据药物的理化性质及其制剂的稳定性进行选择。

注射剂的质量要求：无菌，无热源，安全性评价符合要求（无毒性、溶血性和刺激性），在贮存期内稳定有效，pH值应接近体液，澄明度合格，渗透压（凡大量静脉注射或滴注的输液，应调节其渗透压与血浆渗透压相等或接近）、药物含量应符合要求。凡在水溶液中不稳定的药物，常制成注射用无菌粉末（粉针，制备方法有冷冻干燥法、灭菌溶剂结晶法、喷雾干燥法等），以保证注射剂在贮存期内稳定、安全和有效。为了达到上述质量要求，在注射剂制备过程中，除了生产环境符合GMP要求，操作符合标准操作规程（SOP）外，药物、辅料和溶剂等均要符合药用或注射用质量规定，并按本产品的质量标准控制产品质量。

注射剂的生产过程包括原辅料的准备、配制、灌装、封口、灭菌、质检、包装等步骤。注射剂制备的一般工艺流程如图4-1所示。

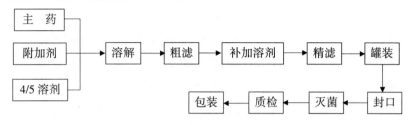

图4-1　注射剂制备的一般工艺流程

三、实验内容

（一）实验材料与仪器

1.材料

主要有维生素C、碳酸氢钠、乙二胺四乙酸二钠（EDTA-Na）、焦亚硫酸钠、针用炭、注射用水、亚甲蓝、乙酸乙酯、乙醇、醋酸、碘、淀粉、葡萄糖、盐酸等。

2.仪器

主要有分析天平、烧杯（100 mL、200 mL）、G_3垂熔漏斗、5 mL注射器、0.45 μm微孔滤膜、灌注器、pH测定、仪硅胶GF_{254}薄层板、三用紫外分析仪、紫外-可见分光光度计、滴定管、高压灭菌锅、旋光光度计等。

（二）实验部分

1.5%维生素C注射液的制备（5% vitamin C injection）

【处方】

5%维生素C注射液处方见表4-1。

表4-1　5%维生素C注射液处方

原辅料	用　量
维生素C	5.0 g
碳酸氢钠	适量
EDTA-Na	0.005 g
焦亚硫酸钠	0.2 g
注射用水（加至）	100 mL

【制备】

（1）注射用水的处理：取注射用水120 mL，煮沸，放冷至室温，或通入二氧化碳（20～30 min）使其饱和，以除去溶解在其中的氧气，备用。

（2）溶解：取75 mL注射用水，加入处方量EDTA-Na、维生素C、焦亚硫酸钠搅拌使之溶解。

（3）调pH值：分次缓慢加入少量碳酸氢钠固体2～2.5 g，不断搅拌至完全溶解，继续搅拌至无气泡产生，调节药液pH值至5.8～6.2。

（4）吸附：加0.1 g针用炭，室温搅拌10 min。

（5）过滤：用滤纸过滤除去针用炭。

（6）补液与灌封：加用二氧化碳饱和的注射用水至全量，用G_3垂熔漏斗预滤，再用0.45 μm孔径的微孔滤膜精滤，检查滤液澄明度，合格后即可灌装。在灌装前先调节灌注器装量，按药典规定适当增加装量，以保证注射液用量不少于标示装量，5 mL/支。

（7）熔封：熔封时要求火焰细而有力，燃烧完全。单焰灯在黄蓝两层火焰交界处温度最高；双焰灯的两火焰应有一定夹角，火焰交点处温度最高。

（8）灭菌与检漏：100 ℃灭菌15 min。将安瓿放入加有亚甲蓝的水中，挑出药液被染色的安瓿，将检漏合格的安瓿外表面擦干，即得注射剂试制成品。

【注解】

（1）适应证及用法：主要用于防治坏血病，也可用于各种急慢性传染病及紫癜等辅助治疗；注射给药。

（2）配液时注意将碳酸氢钠撒入维生素C溶液中的速度，不宜过快，以防产生的气泡使溶液溢出，同时要不断搅拌，以免局部碱性过强，破坏药物。

（3）维生素C容易氧化，致使含量下降，颜色变黄，金属离子会加速这一过程。故在处方中加入抗氧剂，并在灌封时通入二氧化碳。

（4）维生素C在高压高温环境中易氧化，按照湿热高压灭菌方法会破坏药物。因此，调整灭菌压力温度和时间分别为100 ℃、15 min。

（5）灌装要求药液不沾安瓿颈壁，以免熔封时焦头。熔封时可将颈部放于火焰温度最高处，待顶部烧红时及时熔封，快拉慢压可以防止焦头。熔封后的安瓿顶部应圆滑、无尖头或鼓泡等现象。

【质量检查】

（1）性状：无色至微黄色的澄明液体。

（2）装量：按《中国药典》2015年版四部通则0102检查方法进行，5 mL/支，可多加0.3 mL，每支装量均不得少于其标示装量。

（3）澄明度：按《中国药典》2015年版四部通则0902进行。

（4）鉴别：

①取本品，用注射用水稀释成含维生素 C 10 mg/mL 的溶液。取 4 mL，加 0.1 mol/L 的盐酸溶液 4 mL，混匀，加 0.05% 亚甲蓝乙醇溶液 4 滴，置 40 ℃ 水浴中加热，3 min 内溶液应由深蓝色变为浅蓝色或完全褪色。

②取本品，用注射用水稀释成含维生素 C 1 mg/mL 的溶液作为供试品溶液；另取维生素 C 对照品，加注射用水溶解并稀释成 1 mg/mL 的溶液，作为对照品溶液。按照薄层色谱法（《中国药典》2015 年版四部通则 0502）实验，吸取上述两种溶液各 20 μL，分别点于同一硅胶 GF$_{254}$ 薄层板上，以乙酸乙酯-乙醇-水（5∶4∶1）为展开剂，展开、晾干，立即置紫外光灯（254 nm）下检视。供试品溶液所显主斑点的位置和颜色应与对照品溶液一致。

（5）检查：

①pH 值：应为 5.0～7.0（《中国药典》2015 年版四部通则 0631）。

②颜色：取本品，1 mL 中含维生素 C 50 mg 的溶液，按照紫外-可见分光光度法（《中国药典》2015 年版四部通则 0401），在 420 nm 的波长处测定，吸光度不得超过 0.06。

③草酸：取本品，1 mL 中约含维生素 C 50 mg 的溶液，精密量取 5 mL，加稀醋酸 1 mL 与氯化钙试液 0.5 mL 摇匀，放置 1 h 作为供试品溶液；精密称取草酸 75 mg，置 500 mL 量瓶中，加水溶解并稀释至刻度，摇匀，精密量取 5 mL，加稀醋酸 1 mL 与氯化钙试液 0.5 mL，摇匀，放置 1 h 作为对照溶液。供试品溶液产生的浑浊度不得浓于对照溶液（0.3%）。

④细菌内毒素：取本品，依法检查（《中国药典》2015 年版四部通则 1143），1 mg 维生素 C 中含内毒素量应小于 0.020 EU。

⑤无菌：按无菌检查法项下检查，应符合规定（《中国药典》2015 年版四部通则 1101）。

⑥其他：应符合注射剂项下有关的各项规定（《中国药典》2015 年版四部通则 0102）。

（6）含量测定：精密量取本品适量（约相当于维生素 C 0.2 g），加水 15 mL 与丙酮 2 mL，摇匀，放置 5 min，加稀醋酸 4 mL 与淀粉指示液 1 mL，用碘滴定液（0.05 mol/L）滴定，至溶液显蓝色并持续 30 s 不褪。1 mL 碘滴定液（0.05 mol/L）相当于 8.806 mg 的维生素 C。

2. 葡萄糖注射液的制备（glucose injection）

【处方】

葡萄糖注射液处方见表 4-2。

表4-2　葡萄糖注射液处方

原辅料	用　量
葡萄糖(无水)	50 g
盐酸	适量
注射用水(加至)	1000 mL

【制备】

(1) 输液瓶的处理：先用水冲洗，再用2%氢氧化钠溶液（50～60 ℃）浸泡并刷洗，再用水冲洗至中性，最后用蒸馏水或去离子水冲洗。临用前尚需用注射用水冲洗两次。忌用旧瓶。

(2) 橡皮塞处理：橡皮塞先用水搓洗，用0.5%～1%氢氧化钠溶液煮沸约30 min，热水洗净，再用0.5%～1%盐酸煮沸约30 min，用水洗净盐酸，用蒸馏水或去离子水漂洗并煮沸30 min，临用前再用注射用水至少洗3次。

(3) 涤纶膜的处理：将涤纶膜用75%～95%乙醇浸洗或用注射用水煮沸30 min，再用注射用水反复漂洗至漂洗后的注射用水澄明无异物为止。

(4) 配制：按处方量称取葡萄糖，加适量热注射用水溶解，配成50%～60%的浓溶液，用盐酸调pH值至4.5左右，加上述浓溶液的0.1%～0.3%（g/mL）针用活性炭，搅匀、加热煮沸15 min，趁热过滤除炭。滤液加注射用水至配制量，测pH及含量，合格品用适宜滤器预滤，最后用微孔滤膜（0.45 μm）过滤，检查澄明度，合格后即可灌装。

(5) 灌装：输液瓶临用前用新鲜注射用水冲洗两次。将质量检查合格的滤液立即灌装，并随即用漂洗合格的涤纶膜盖好，加橡皮塞、铝帽封口。

(6) 灭菌与检漏：灌封好的输液应及时在115 ℃热压下灭菌30 min。灭菌过程应严格按照操作规程，预热时排尽锅内空气再使温度上升，并控制好灭菌温度和时间。灭菌结束立即停止加热，并缓慢放气使压力表指针回复至零，温度表降温至90 ℃以下，开启锅盖，取出输液，冷至50 ℃，将药瓶轻轻倒置，不得有漏气现象。本工序应特别注意安全。

【注解】

(1) 适应证及用法：本品可补充能量和体液；注射或口服。

(2) 原辅料的质量、针用活性炭，以及包装用的输液瓶、橡皮塞、涤纶膜等是注射液澄明度、热原和霉菌不合格的主要因素，使用前务必达标。

(3) 本品易发霉变质，供静脉滴注用量大，故在全部制备过程应严防污染，灭菌要彻底。

(4) 输液的过滤要求：滤速快、澄明度好。过滤除炭时，要防止漏炭。预滤常用砂滤棒、垂熔玻璃漏斗，用微孔滤膜作为终端滤器；也可采用单向复合膜滤器一次过滤完成除炭、预滤和精滤。

（5）灭菌温度超过120 ℃，时间超过30 min，溶液开始变黄，色泽的深浅与5-羟基糠醛产生的量成正比，故应注意灭菌温度和时间。灭菌完毕后，要特别注意在降温降压后才能开启锅盖。

（6）葡萄糖溶液经灭菌后，常使pH值下降。研究表明该溶液pH值先调节至5左右，再加热灭菌较为稳定，变色最浅，且能符合药典规定的pH值。

【质量检查】

（1）澄明度：按《中国药典》2015年版四部通则0902附录注射剂澄明度检查的规定检查，应符合规定。不溶性微粒的检查是将澄明度检查合格的输液1瓶，按《中国药典》2015年版四部通则0903方法检查，应符合规定，即1 mL注射剂中含10 μm以上的微粒不得超过20粒，含20 μm以上微粒不得超过2粒。

（2）pH值：应为3.2～5.5。注意灭菌前后pH变化（《中国药典》2015年版四部通则0631）。

（3）细菌内毒素：取本品按细菌内毒素检查法的规定检查，应为阴性。若为阳性时，应再做热原检查（《中国药典》2015年版四部通则1143）。

（4）热原：取本品依法检查（《中国药典》2015年版四部通则1142）。

（5）含量测定：按《中国药典》2015年版四部通则0621方法测定旋光度，并计算含量。

（6）其他：应符合注射剂项下有关规定（《中国药典》2015年版四部通则0102）。

四、实验结果

1. 按《中国药典》2015年版四部通则规定的注射剂检查项目与指标进行，应全部符合要求。

2. 小容量注射液澄明度检查结果记录于表4-3中，将各项质量检查结果进行分析讨论。

表4-3　小容量注射液澄明度检查结果

名称	检查总数	废品数/支						合格数/支	合格率/%
		玻屑	纤维	白点	焦头	其他	总数		
维生素C注射液									

3. 大容量注射液不溶性微粒检查结果记录于表4-4中。将各项质量检查结果进行分析讨论。

表4-4　大容量注射液澄明度检查结果

名称	检查总数/瓶	废品数/瓶		合格数/瓶	合格率/%
		>10 μm	>25 μm		
葡萄糖注射液					

五、思考题

1. 影响注射剂澄明度的因素有哪些？

2. 维生素C注射液可能产生的质量问题是什么？应如何防范？

3. 如何保证葡萄糖输液的热原检查合格？

4. 冷冻干燥品为什么不能再补充灭菌？

5. 注射剂常用的附加剂有哪些？

参考文献

［1］崔福德.药剂学实验指导［M］.2版.北京:人民卫生出版社，2007.

［2］陆彬.药剂学实验［M］.北京:人民卫生出版社，1997.

［3］崔福德.药剂学［M］.7版.北京:人民卫生出版社，2011.

［4］方亮.药剂学［M］.8版.北京:人民卫生出版社，2016.

［5］国家药典委员会.中华人民共和国药典（2015年版）［M］.北京:中国医药科技出版社，2015.

实验五　滴眼剂的制备

一、实验目的

1.掌握滴眼剂的一般制备方法和质量要求。

2.熟悉滴眼剂的常用附加剂及其用法。

3.了解滴眼剂的质量检查。

二、实验指导

滴眼剂（eye drop）指药物与适宜辅料制成的无菌溶液、混悬液或乳状液，供滴入的眼用液体制剂；也可以粉末、颗粒或片剂形式包装，另备溶剂，在临用前配成溶液或混悬液。一般可对眼部起杀菌、消炎、收敛、扩瞳、缩瞳、局麻、保护等作用。由于眼部组织易感染、对环境敏感等特点，对滴眼剂的质量和制备方法的要求比较严格，近似注射剂，并有其特点，即滴眼剂溶液应澄明，特别要注意不能有玻璃碎屑。渗透压除另有规定外，应与泪液等渗或接近；pH值应在主药稳定的前提下，尽可能调节使其接近生理pH值，常用缓冲液用作滴眼剂的溶媒。一般眼用溶液不得检出金黄色葡萄球菌和绿脓杆菌；对眼外伤或手术后所用的滴眼剂，要求像注射剂一样进行无菌检查，且应符合规定。因眼用溶液是多剂量剂型，为防止使用过程中的污染，除用于眼外伤和眼手术的眼用溶液外，通常需加入适宜的抑菌剂。抑菌剂可根据主药的性质及滴眼剂pH进行选择，如硝酸苯汞、硫柳汞、苯乙醇、尼泊金类等，最好选用复合抑菌剂。滴眼剂的配制应在无菌环境下操作，各种用具及容器均要清洗干净并进行灭菌，整个操作过程应注意避免污染。用于眼部手术和眼外伤的制剂，必须制成单剂量制剂。配制滴眼剂的溶剂应选用注射用水、新煮沸放冷的蒸馏水或新鲜蒸馏水。常用缓冲液有磷酸盐缓冲液或硼酸盐缓冲液，通常根据主药性质选择，可预先配制成眼用溶剂的储备液，供配制滴眼剂时使用。遇主药不稳定的情况，参照注射剂制备，要求增加其稳定性。

热稳定的滴眼剂制备流程如图5-1所示。

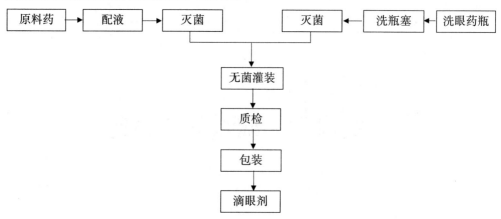

图5-1   热稳定的滴眼剂制备流程

三、实验内容

（一）材料与仪器

1. 材料：氯霉素、硼砂、硼酸、尼泊金乙酯、硝酸毛果芸香碱、无水磷酸二氢钠、无水磷酸氢二钠、硫柳汞等。

2. 仪器：分析天平、烧杯（100 mL、200 mL）、微孔滤膜、G₃垂熔漏斗、输液瓶、眼药瓶、灌注器、灭菌器、pH测定仪、澄明度检查仪、无菌操作柜、渗透压仪、高效液相色谱仪。

（二）实验部分

1. 氯霉素滴眼剂的制备（chloramphenicol eye drops）

【处方】

氯霉素滴眼剂处方见表5-1。

表5-1   氯霉素滴眼剂处方

原辅料	用　量
氯霉素	0.25 g
硼砂	0.03 g
硼酸	1.90 g
尼泊金乙酯	0.03 g
蒸馏水(加至)	100 mL

【制备】

（1）塑料眼药瓶可用75%乙醇消毒，再用滤过的无菌蒸馏水洗至无醇味，沥干备用。若包装完好，经抽样做无菌检查合格者，也可直接使用。

（2）无菌操作柜用新洁尔灭（稀释1000倍）消毒，也可用75%乙醇抹净，用甲醛棉球蒸气灭菌1～2 h，备用。操作者的手要先用肥皂洗净后，用新洁尔灭溶液或0.5%甲酚皂溶液浸泡1 min。

（3）配制：称取1.90 g硼酸、0.03 g硼砂溶于约90 mL的热蒸馏水中，然后加入0.25 g氯霉素与0.03 g尼泊金乙酯，搅拌溶解，补足水量100 mL。测定pH值合格后，用G_3垂熔漏斗过滤至澄明，滤液灌装于洁净的输液瓶中，100 ℃流通蒸气灭菌30 min。

（4）无菌分装：戴上经消毒灭菌的袖套，伸入无菌操作柜内，将灭菌的氯霉素溶液分装于眼药瓶中，加塞，即得氯霉素滴眼液。

【注解】

（1）适应证及用法：治疗由大肠杆菌、流感嗜血杆菌、克雷伯菌属、金黄色葡萄球菌、溶血性链球菌和其他敏感菌所致眼部感染；滴于眼睑内。

（2）氯霉素在25 ℃时，水中溶解度为1∶400。配制时用热蒸馏水溶解，并加硼砂增加氯霉素在水中的溶解度。

（3）氯霉素在弱酸或中性（pH=4.5～7.5）溶液中较稳定，在pH值为6时最稳定。因它可被磷酸盐、醋酸盐和枸橼酸盐等催化水解，因此常用硼酸盐缓冲液制备。

（4）氯霉素滴眼液在贮藏过程中，效价逐渐降低，故配液时适当提高投料量，使在有效贮藏期间，效价能保持在规定范围以内。

（5）氯霉素对热较稳定，配液时可加热以加速溶解，也可用100 ℃流通蒸气灭菌。本品也可用硝酸苯汞（0.005%，g/mL）或尼泊金甲酯（0.02%，g/mL）作为抑菌剂。尼泊金甲酯要在热蒸馏水中溶解。

【质量检查】

（1）性状：无色至微黄绿色的澄明液体。

（2）鉴别：

①取本品4 mL，参照《中国药典》2015年版二部氯霉素项下的鉴别（1）实验，显示相同的反应。

②在含量测定项下记录的色谱图中，供试品溶液主峰的保留时间应与对照品溶液主峰的保留时间一致。

（3）检查：

①pH值应为6.0～7.0（《中国药典》2015年版四部通则0631）。

②有关物质：精密量取本品适量，用含量测定项下的流动相A∶流动相B（68∶32）定量稀释成1 mL中约含氯霉素0.5 mg的溶液，作为供试品溶液；另取氯霉素对照品、氯霉素二醇物对照品、对硝基苯甲醛对照品、羟苯乙酯对照品各适量，加甲醇适量（每10 mg氯霉素加甲醇1 mL）使其溶解，用上述流动相定量稀释至1 mL中约含氯霉素0.5 mg、

氯霉素二醇物40 μg、对硝基苯甲醛3 μg、羟苯乙酯50 μg的混合溶液，作为对照品溶液。参照含量测定项下的色谱条件，精密量取供试品溶液与对照品溶液各10 μL，分别注入液相色谱仪，记录色谱图。按外标法以峰面积计算，含氯霉素二醇物不得超过标示量的8.0%，含对硝基苯甲醛不得超过标示量的0.5%。羟苯乙酯在有关物质项下记录的色谱图中，按外标法以峰面积计算含量，应为标示量的80.0%～120.0%。

③渗透压摩尔浓度应为250～350 mOsmol/kg（《中国药典》2015年版四部通则0632）。

④其他应符合眼用制剂项下有关的各项规定（《中国药典》2015年版四部通则0105）。

（4）含量测定：

按照高效液相色谱法测定（《中国药典》2015年版四部通则0512）。

①色谱条件与系统适用性：实验用十八烷基硅烷键合硅胶为填充剂；流动相A为0.01 mol/L庚烷磺酸钠缓冲溶液（取磷酸二氢钾6.8 g，用0.01 mol/L庚烷磺酸钠溶液溶解并稀释至1000 mL，再加三乙胺5 mL，混匀，用磷酸调节pH值至2.5），流动相B为甲醇；检测波长为277 nm，按表5-2进行线性梯度洗脱。取有关物质项下的混合对照品溶液10 μL注入色谱仪，记录色谱图，各相邻峰间的分离度均应符合要求。

②测定法：精密量取本品适量，用流动相（68∶32）定量稀释制成1 mL中约含氯霉素0.1 mg的溶液，摇匀，作为供试品溶液，精密量取10 μL注入液相色谱仪，记录色谱图。另外，精密称取氯霉素对照品适量，同法测定。按外标法以峰面积计算供试品中氯霉素的含量。

表5-2　流动相线性梯度洗脱程序

时间/min	流动相A	流动相B
0	68	32
15	68	32
40	35	65
50	68	32
60	68	32

2.硝酸毛果芸香碱滴眼剂（nitric piroca eye drops）

【处方】

硝酸毛果芸香碱滴眼剂处方见表5-3。

表5-3　硝酸毛果芸香碱滴眼剂处方

原辅料	用　量
硝酸毛果芸香碱	2 g
无水磷酸二氢钠	1.12 g
无水磷酸氢二钠	0.07 g
硫柳汞	适量
蒸馏水（加至）	200 mL

【制备】

（1）磷酸缓冲溶液的配制：称取1.12 g无水磷酸二氢钠和0.07 g无水磷酸氢二钠，加蒸馏水至200 mL，溶解，过滤，装于锥形瓶中，用纸包裹后热压灭菌（121 ℃，灭菌20 min）备用。

（2）眼用溶液的配制：按无菌操作将硝酸毛果芸香碱2 g溶于已灭菌的磷酸缓冲液中。取其中150 mL药液，加入硫柳汞30 mg使之溶解。用G_3垂熔漏斗过滤，将100 mL药液无菌分装于已灭菌的眼药瓶中，每支10 mL。

【注解】

（1）适应证与用法：缩瞳药，治疗原发性青光眼；滴于眼睑内。

（2）硝酸毛果芸香碱在碱性溶液中不稳定，内酯环易破坏，故用磷酸缓冲液调节成酸性，以增强药物的稳定性。

【质量检查】

（1）澄明度：按《中国药典》2015年版四部通则0902方法检查，应符合规定。

（2）pH值：按《中国药典》2015年版四部通则0631方法测定，应符合规定。

（3）渗透压：计算滴眼剂是否等渗，或用渗透压仪进行测定（《中国药典》2015年版四部通则0632），应符合规定。

（4）无菌检查：检查方法见附录（《中国药典》2015年版四部通则1101），应符合规定。

（5）其他：应符合眼用制剂项下有关的各项规定（《中国药典》2015年版四部通则0105）。

四、实验结果

将实验结果填入表5-4中。分析滴眼剂质量情况，讨论影响滴眼剂质量的主要操作步骤；结合本实验的处方，讨论滴眼剂处方设计应考虑的问题。

表5-4　滴眼剂的质量检查

项　目	性　状	pH值	可见异物
氯霉素滴眼剂			
硝酸毛果芸香碱滴眼剂			
结　论			

五、思考题

1.氯霉素滴眼剂处方中硼酸、硼砂、尼泊金乙酯各起什么作用？

2.滴眼剂中选择抑菌剂应考虑哪些问题？

3.滴眼剂调节pH值和渗透压时应注意哪些方面？

六、附录

OM806型渗透压仪操作规程

1. OM806型渗透压仪（如附图5-1所示）开机前需准备：100 μL移液器及配套吸头，柔软的纸巾、超纯水等。

2. 开机前将二级针抬起先用超纯水润湿一下，以后测试均不需要此操作；将样品探针抬起并将样品探针上面空的样品管放入冷阱内，仪器开机预热约3 min，直到蜂鸣声响起，并且显示数值，仪器预热结束。

3. 取100 μL样品加入样品管中，将样品管放入样品探针上，要确保加样时样品管中样品无气泡产生；如果有气泡产生，可轻轻敲击样品管底部将气泡赶出。

4. 将样品探针按下，冷阱开始冷冻样品，当显示屏显示-6.2 ℃时，蜂鸣声响起，将二级冷却针手动抬起并放入冷阱中，然后再放回二级针孔，仪器开始读取测试结果。

5. 当结果灯亮起，并有蜂鸣声响起，仪器测出样品渗透压值，并在显示屏上显示测试结果。

6. 将样品管取下，用柔软的纸巾擦试样品探针。

7. 如不继续测试样品，放入空的样品管至样品探针上，以用来保护样品探针。

8. 零点校准，将超纯水按上述测试样品步骤测试，结果不在±2 mOsmol之间，按零校准键将结果调至0 mOsmol。

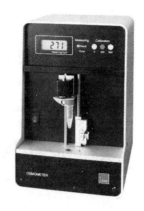

附图5-1　OM806型渗透压仪

参考文献

［1］崔福德.药剂学实验指导［M］.2版.北京:人民卫生出版社,2007.

［2］陆彬.药剂学实验［M］.北京:人民卫生出版社,1997.

［3］崔福德.药剂学［M］.7版.北京:人民卫生出版社,2011.

［4］方亮.药剂学［M］.8版.北京:人民卫生出版社,2016.

［5］国家药典委员会.中华人民共和国药典（2015年版）［M］.北京:中国医药科技出版社,2015.

实验六　颗粒流动性的测定

一、实验目的

1. 掌握用休止角来评价颗粒流动性的方法。
2. 熟悉润滑剂种类及其用量对颗粒流动性的影响。

二、实验指导

药物颗粒的流动性是固体制剂制备中的一项重要物理性质。无论原辅料的混匀、分装、压片等都与流动性有关。特别是在压片工艺过程中，为了使颗粒能自由连续流入冲模，保证均匀填充，降低片重差异，必须设法使颗粒具有良好的流动性。

影响颗粒流动性的因素比较复杂，除了颗粒间的摩擦力、附着力外，颗粒的粒径、形态、松密度等对流动性也有影响。目前，改善颗粒流动性的措施主要包括改变粉体粒径、形态、添加润滑剂、减少含水量等。本实验首先将物料细粉制成颗粒，使粒径变大，然后添加润滑剂以改善流动性。

表示流动性的参数主要有休止角、滑角、流动速度和摩擦系数等。其中以休止角比较常用。一般认为，粒径越小，或粒度分布越大的颗粒，其休止角越大，而粒径大且均匀的颗粒，颗粒间摩擦力小，休止角小，易于流动。休止角可以作为筛选润滑剂或助流剂的主要参考指标。一般认为，休止角小于30°的流动性好，小于40°的能满足固体制剂的生产。

休止角是指颗粒堆积后，静止不动时，最陡峭的斜边与水平面之间的夹角。图6-1为本实验测定休止角的装置示意图。具体测定方法为：将颗粒放在固定于圆形器皿中心点上面的漏斗中，圆形器皿为浅且已知半径的培养平皿。颗粒从漏斗中流出，直至颗粒堆积至从平皿上缘溢出为止。测出圆锥陡堆的顶点到平皿上缘的高，休止角即为下式中的Φ值：

$$\tan \varPhi = h / r$$

式中：r为圆形器皿的半径，h为圆锥陡堆的顶点到平皿上缘的高，Φ为休止角。

为了使颗粒从漏斗中流出的速度均匀稳定，以及休止角测定的结果重现性良好，可将2～3个漏斗错位串联起来，即上一个漏斗出口不对准下一个漏斗出口，使粉末或颗粒尽可能堆成陡的圆锥体（形状），且最下面漏斗出口与平皿底面保持适当的距离（大于h）。

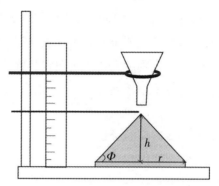

图6-1　测定休止角的装置示意图

三、实验内容

（一）材料与仪器

1.材料

主要有乙酰水杨酸原料、淀粉、枸橼酸、10%淀粉浆、滑石粉等。

2.仪器

主要有分析天平、休止角测定仪、药筛（14目、16目和65目）、白瓷盘、烧杯、烘箱、测量尺等。

（二）实验部分

1.乙酰水杨酸颗粒的制备

【处方】

乙酰水杨酸颗粒处方见表6-1。

表6-1　乙酰水杨酸颗粒处方

原辅料	用　量
乙酰水杨酸	30.0 g
淀粉	3.0 g
枸橼酸	0.15 g
10%淀粉浆	适量
滑石粉	1.50 g

【制备】

(1) 10%淀粉浆的制备：淀粉浆的制备有煮浆法和冲浆法。本实验采用煮浆法。将2 g淀粉加入20 mL纯化水中，分散均匀，加热搅拌，即得淀粉浆。

(2) 乙酰水杨酸颗粒的制备：取乙酰水杨酸原料适量，研磨至全部通过65目筛，即得细粉。取细粉30.0 g，用等量递加法与淀粉混合均匀，加适量制成软材，过14目筛挤出制粒，将湿颗粒于40～60 ℃干燥，过16目筛整粒，即得颗粒。

(3) 乙酰水杨酸不同粉末休止角的测定：分别称取同等质量的乙酰水杨酸原料、乙酰水杨酸细粉、乙酰水杨酸颗粒，分别倒入休止角测定装置，将测得的锥体高（h）、底半径（r）代入休止角计算公式，求得休止角。

【注解】

(1) 乙酰水杨酸适用于中轻度疼痛的缓解。

(2) 10%淀粉浆可用其他黏合剂代替。

四、实验结果

将上述实验结果填入表6-2中。

表6-2　测定休止角的实验结果

物料	质量	r/cm	h/cm	$\tan\Phi=h/r$	Φ
乙酰水杨酸原料	30 g				
乙酰水杨酸细粉	30 g				
乙酰水杨酸颗粒	30 g				

五、思考题

1. 颗粒流动性在片剂制备中有何意义？

2. 若颗粒粒度不同，对于休止角和流动速度有何影响？

六、附录

休止角测定仪

休止角测定仪（如附图6-1所示）由支架、漏斗、平皿和搅拌曲杆组成。其适用于无团块粉状或颗粒状休止角的常规测定，也可用于具有类似性质的其他粉体和颗粒休止角的测量。使用时确认安放本仪器的实验台处于水平状态。

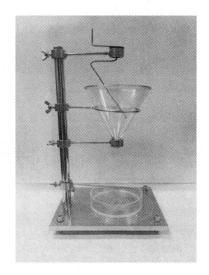

附图6-1　休止角测定仪

参考文献

[1] 崔福德.药剂学实验指导 [M].2版.北京:人民卫生出版社,2007.

[2] 陆彬.药剂学实验 [M].北京:人民卫生出版社,1997.

[3] 崔福德.药剂学 [M].7版.北京:人民卫生出版社,2011.

[4] 方亮.药剂学 [M].8版.北京:人民卫生出版社,2016.

实验七　片剂的制备

一、实验目的

1. 掌握湿法制粒压片的一般工艺。
2. 掌握单冲压片机的操作方法。
3. 熟悉片剂质量的一般检查方法。

二、实验指导

片剂（tablets）指药物与辅料均匀混合后压制而成的片状制剂。片剂具有剂量准确、稳定性好、携带方便、机械化程度高等优点，是目前应用最为广泛的剂型之一。片剂按给药途径分为口服片剂、口腔黏膜用片剂、外用片剂等。制片的方法有湿法制粒压片法、干法制粒压片法、直接压片法等。

除对湿热明显不稳定的药物之外，多采用湿法制粒压片。其制备要点如下：

（1）主药和辅料要混合均匀。

（2）凡具有挥发性或遇热易破坏的药物，在制片过程中应避免受热损失。

（3）凡具有臭味、刺激性、易潮解或遇光易变质的药物，制成片剂后可包糖衣或薄膜衣；对胃液易破坏的药物制成片剂后可包肠溶衣。

湿法制粒压片的工艺流程如图7-1所示。

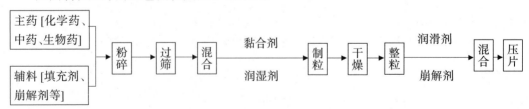

图7-1　湿法制粒压片的工艺流程

主药和辅料必须符合药用标准，特别是主药为难溶性药物时，必须有足够的细度，以保证药物的溶出速度。若处方中药物量小，与辅料量相差悬殊时，可采用等量递加法（配研法）混合；也可用溶剂分散法，即将量小的药物先溶于适宜的溶剂中，再与其他成分混合，制粒后干燥时须除去溶剂。

湿法制粒时，必须根据主药的性质选好黏合剂或润湿剂。制软材时要控制黏合剂或润湿剂的用量，使之达到"握之成团，轻压即散"的程度。物料本身黏性大时，则可不用黏合剂，仅用润湿剂诱导黏性即可；润湿剂一般选用不同浓度的乙醇。过筛制得的颗粒一般要求细而圆整，粒径差异小，但仍允许有一部分小颗粒。如果颗粒中含细粉过多，说明黏合剂用量太少；若呈线条状，则说明黏合剂用量太多。这两种情况制出的颗粒烘干后，往往出现太松或太硬，都不符合压片的颗粒要求，压制的片剂质量可能不合格。颗粒大小根据片剂大小由筛网孔径来控制，一般大片（0.3~0.5 g）选用14~16目筛制粒，小片（0.3 g以下）选用18~20目筛制粒。已制备好的湿粒应尽快通风干燥，温度控制在60 ℃以下。注意颗粒不要铺得太厚，以免干燥时间过长，药物被破坏；干燥时最好在低温下把颗粒放进鼓风干燥烘箱，温度由低到高达到设置温度，以防止颗粒"假干"现象。干燥后的颗粒常粘连结团，需再进行过筛整粒。整粒筛的孔径与制粒时相同或略小。整粒后加入润滑剂，混合均匀，计算片重后，调节压片机，压片。

一般按以下公式计算片重，投料时应计入原料的损耗。

$$片重 = \frac{干颗粒重 + 压片前加入的辅料量}{应压片数}$$

冲模直径的选择：一般片重为0.5 g左右的片剂，选用Φ12 mm冲模；0.4 g左右的片剂，选用Φ10 mm冲模；0.3 g左右的片剂，选用Φ8 mm冲模；0.1~0.2 g的片剂，选用Φ6 mm冲模；0.1 g以下的片剂，选用Φ5~Φ5.5 mm冲模。选择时根据药物密度不同，再进行适当调整。

制成的片剂需要按照规定的片剂质量标准进行检查。检查的项目除片剂外观应完整光洁、色泽均匀且有适当的硬度外，必须检查重量差异和崩解时限。有的片剂还规定检查溶出度和含量均匀度，并明确说明凡检查溶出度的片剂，不再检查崩解时限；凡检查含量均匀度的片剂，不再检查重量差异。

三、实验内容

（一）材料与仪器

1.材料

主要有阿司匹林（乙酰水杨酸）、淀粉、枸橼酸、滑石粉等。

2.仪器

主要有分析天平、乳钵、加热板、药筛（14目、16目和65目）、白瓷盘、烧杯、干燥箱、压片机、脆碎度检查仪、崩解仪、片剂硬度仪等。

（二）实验部分

1. 乙酰水杨酸片剂的制备

【处方】

乙酰水杨酸片剂（为60片用量）处方见表7-1

表7-1　乙酰水杨酸片剂处方

原辅料	用　量
乙酰水杨酸	30.0 g
淀粉	3.0 g
枸橼酸	0.15 g
10%淀粉浆	适量
滑石粉	1.50 g

【制备】

（1）10%淀粉浆的制备：淀粉浆的制备有煮浆法和冲浆法。本实验采用煮浆法。将2 g淀粉加入20 mL纯化水中，分散均匀，加热，即得淀粉浆。

（2）制粒压片：取30.0 g乙酰水杨酸细粉过65目筛，用等量递加法与3.0 g淀粉混合均匀，加与0.15 g枸橼酸混合的10%淀粉浆适量制成软材，过14目筛制粒，将湿颗粒在40～60 ℃干燥，过16目筛整粒，与滑石粉均匀混匀后，压片。

【注解】

（1）本品适用于缓解中轻度疼痛，也可用于流感等发热疾病的退热或治疗风湿痛等。乙酰水杨酸近年来还可应用于预防短暂脑缺血发作、心肌梗死和抑制血栓的形成。

（2）乙酰水杨酸在润湿状态下遇铁器易变为淡红色。因此，操作过程中宜尽量避免铁器；如要过筛宜用尼龙筛。

（3）在实验室中配制淀粉浆，若用直火，需不停搅拌，防止焦化导致压片时片面产生黑点。浆的糊化程度以呈乳白色为宜，制粒干燥后，颗粒不易松散。加浆的温度，以温浆为宜。温度太高不利于药物的稳定性，并易使干淀粉糊化而降低崩解作用；温度太低不易使物料分散均匀。

（4）压片过程中应及时检查片重与崩解时限，以便及时调整冲模和冲头位置。

（5）处方中的柠檬酸作为稳定剂，可直接加入淀粉浆中或制淀粉浆时加入其中，以保证在制粒时能与药物混合均匀。

（6）制粒后应迅速干燥，干燥温度不宜过高，以避免药物水解或氧化。

【质量检查】

（1）外观检查：外观要完整、光洁，色泽一致，无色斑、麻点或异物。

（2）重量差异检查：按《中国药典》2015年版四部通则0101（重量差异）要求检

查。取供试品20片，精密称定总重量，求得平均片重后，再分别精密称定每片的重量，每片片重与标示片重或平均片重相比较，超出重量差异限度的不得多于2片，并不得有1片超出限度的1倍。

《中国药典》2015年版四部通则规定，标示片重或平均重量 < 0.3 g，重量差异限度为±7.5%；标示片重或平均重量≥0.3 g，重量差异限度为±5%。

（3）硬度测定：接通智能片剂硬度仪（如图7-2、7-3所示）电源，打开开关，仪器进入自检程序。自检正常时，仪器可投入正常使用。在手动工作方式下，将样品放在滑动板上，按"开始/暂停"键即可开始一个实验。仪器会自动测量出样品的硬度及直径。记录显示屏上数据，测定3～6片，取平均值。

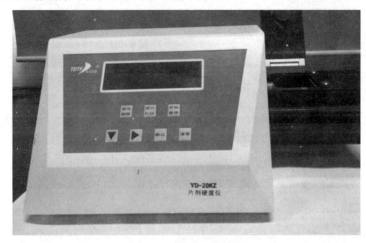

图7-2　智能片剂硬度仪

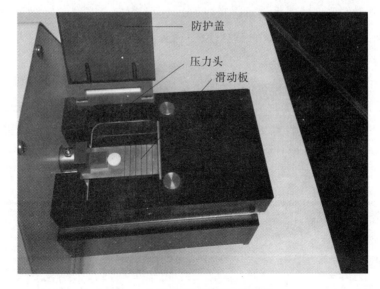

图7-3　智能片剂硬度仪的结构

（4）脆碎度检查：按《中国药典》2015年版四部通则0923收载片剂脆碎度检查法。本法用于检查非包衣片的脆碎情况及其他物理强度，如压碎强度等。

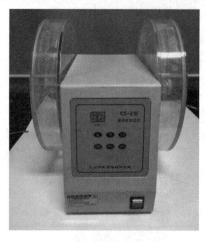
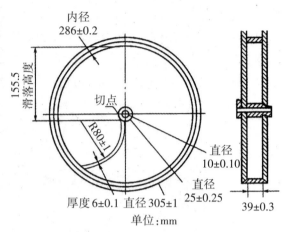

图7-4　片剂脆碎度检查仪

①仪器装置：使用脆碎度检查仪进行测定（如图7-4所示）。主要结构为一内壁抛光、一边可打开的透明耐磨塑料圆筒，筒内有一自中心轴套向外壁延伸的弧形隔片，内弧表面与轴套外壁相切，使圆筒转动时，片剂产生滚动。圆筒固定于同轴的水平转轴上，转轴与电动机相连，当圆筒转动时，每转动1圈，片剂滚动或滑动至筒壁或其他片剂上，转速为25 r/min ± 1 r/min。

②检查法：片重为0.65 g或以下者取若干片，使其总重约为6.5 g；片重大于0.65 g者取10片。用吹风机吹去脱落的粉末，精密称重，置圆筒中，转动100次。取出，同法除去粉末，精密称重，减失重量不得超过1%，且不得检出断裂、龟裂及粉碎的片。本实验一般仅做1次。如减失重量超过1%时，应复测2次，3次的平均减失重量不得超过1%，并不得检出断裂、龟裂及粉碎的片。

如供试品的形状或大小使片剂在圆筒中形成不规则滚动时，可调节圆筒的底座，使其与桌面呈约10°的角，实验时片剂不再聚集，能顺利下落；对于形状或大小在圆筒中形成严重的不规则滚动或特殊工艺生产的片剂，不适于本法检查，可不进行脆碎度检查；对易吸水的制剂，操作时应注意防止吸湿（通常控制相对湿度<40%）。

（5）崩解时限：取药片6片，分别置于吊篮的玻璃管中，盖上挡板，启动崩解仪进行检查，各片均应在15 min内全部崩解并全部通过管底筛网。如有1片崩解不完全，应另取6片，按上述方法复试，均应符合规定。具体见本实验附录。

四、实验结果

1. 将质量检查结果填入下列相应的表7-2、表7-3、表7-4、表7-5中。

2. 分析并讨论实验结果，总结影响片剂质量的因素。

表7-2 乙酰水杨酸片剂重量差异的测定结果

编号	片重/g	编号	片重/g	
1		11		
2		12		
3		13		20片总重：_____。
4		14		平均片重$\bar{x}$ =_____。
5		15		超限的片(在表中用符号标记)
6		16		超限1倍的有_____片。
7		17		结论:(不)符合规定
8		18		原因分析:_____。
9		19		
10		20		

表7-3 片剂硬度测定结果

编号	1	2	3	4	5	6	(不)符合规定
硬度/kg							

表7-4 片剂脆碎度测定结果

片数	实验前重量/g	实验后重量/g	脆碎度/%	(不)符合规定

表7-5 崩解时限测定结果

片号	1	2	3	4	5	6
崩解时限/min						
标准规定	6片均应在15 min内全部崩解					
结论	(不)符合规定					

五、思考题

1. 制备乙酰水杨酸片剂时，如何避免乙酰水杨酸的分解？

2. 简述片剂硬度不合格的主要原因和解决办法。

3. 产生片剂重量差异的主要原因是什么？

4. 简述片剂崩解时限不合格的主要原因和解决办法。

六、附录

单冲压片机的装卸和使用

1.单冲压片机主要部件

单冲压片机结构（如附图7-1所示）的主要部件为冲模（包括上冲头、下冲头和模圈）、冲模平台、加料斗、饲料靴、出片调节器、片重调节器和压力调节器。

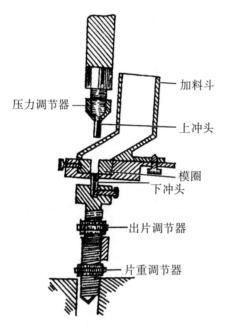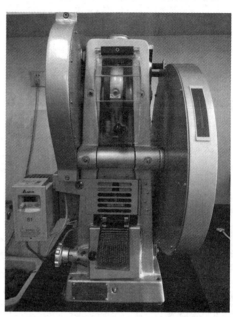

压力调节器
加料斗
上冲头
模圈
下冲头
出片调节器
片重调节器

附图7-1　单冲压片机的主要结构示意图

（1）冲模：包括上冲头、下冲头及模圈；上冲头、下冲头一般为圆形，有凹冲与平面冲，还有三角形、椭圆形等异型冲头。

（2）冲模平台：用于固定模圈。

（3）加料斗：用于贮存颗粒，以不断补充颗粒，便于连续压片。

（4）饲料靴：用于将颗料填满模孔，将下冲头顶出的片剂拨入收集器中。

（5）出片调节器（上调节器）：用于调节下冲头上升的高度。

（6）片重调节器（下调节器）：用于调节下冲头下降的深度，调节片重。

（7）压力调节器：可使上冲头上、下移动，用以调节压力的大小，调节片剂的硬度。

2.单冲压片机的装卸

（1）首先装好下冲头，旋紧固定螺丝，旋转片重调节器，使下冲头在较低的部位。

（2）将模圈装入冲模平台，旋紧固定螺丝，然后小心地将平台装在机座上，注意不要损坏下冲头。调节出片调节器，使下冲头上升到恰与模圈齐平。

（3）装上冲头并旋紧固定螺丝，转动压力调节器，使上冲头处在压力较低的部位，用手缓慢地转动压片机的转轮，使上冲头逐渐下降，观察其是否在平台的中心位置，如果不在中心位置，应上升上冲头，稍微转动平台固定螺丝，移动平台位置直至上冲头恰好在冲模的中心位置，旋紧平台固定螺丝。

（4）装好饲料靴、加料斗，用手转动压片机转轮，如上冲头、下冲头移动自如，则安装正确。

（5）压片机的拆卸与安装顺序相反，拆卸顺序如下：

加料斗→饲料器→上冲头→冲模平台→下冲头。

3.单冲压片机的使用

（1）单冲压片机安装完毕，加入颗粒，用手摇动转轮，试压数片，称其片重，调节片重调节器，使压出的片重与设计片重相等。同时调节压力调节器，使压出的片剂有一定的硬度。调节适当后，再开动电动机进行试压，检查片重、硬度、崩解时限等，达到要求后方可正式压片。

（2）压片过程应经常检查片重、硬度等，发现异常，应立即停机进行调整。

4.注意事项

（1）装好各部件后，在摇动转轮时，上冲头、下冲头应无阻碍地进出冲模，且无特殊噪声。

（2）调节出片调节器时，使下冲头上升到最高位置与冲模平齐，用手指抚摸时应略有凹陷的感觉。

（3）在装平台时，固定螺丝不要旋紧，待上冲头、下冲头装好后，并在同一垂直线上，而且在模孔中能自由升降时，再旋紧平台固定螺丝。

（4）装上冲头时，在冲模上要放一块硬纸板，以防止上冲头突然落下时，碰坏上冲头和冲模。

（5）装上冲头、下冲头时，一定要把上冲头、下冲头插到冲芯底，并用螺丝和锥形母螺丝旋紧，以免开动机器时，上冲杆、下冲杆不能上升、下降而造成叠片、松片并碰坏冲头等现象。

崩解时限检查法

《中国药典》2015年版四部通则0921收载崩解时限检查法。本法系用于检查固体制剂在规定条件下的崩解情况。

崩解指固体制剂在规定条件下全部崩解溶散或成碎粒，除不溶性包衣材料或破碎的胶囊壳外，应全部通过筛网。如有少量不能通过筛网，但已软化或轻质上漂且无硬芯者，可作为符合规定论。

除另有规定外，凡规定检查溶出度、释放度或分散均匀性的制剂，不再进行崩解时限检查。

1.片剂

（1）仪器装置：采用升降式崩解仪［如附图7-2（a）所示］，主要结构为能升降的金属支架与下端镶有筛网的吊篮，并附有挡板。升降的金属支架上、下移动的距离为55 mm±2 mm，往返频率为每分钟30~32次。

（2）吊篮：玻璃管6根、透明塑料板2块、不锈钢板1块（放在上面的一块塑料板上）、不锈钢丝筛网1张（放在下面的一块塑料板下，筛孔内径为2 mm）以及不锈钢轴1根（固定在上面的一块塑料板与不锈钢板上）。将上述6根玻璃管垂直置于2块塑料板的孔中，并用3只螺丝将不锈钢板、塑料板和不锈钢丝筛网固定，即得［如附图7-2（b）所示］。

（3）挡板：为平整光滑的透明塑料块，挡板侧边有4个等距离的V形槽［如附图7-2（c）所示］。

（4）检查法：将吊篮通过上端的不锈钢轴悬挂于金属支架上，浸入1000 mL烧杯中，调节吊篮位置使其下降至低点时筛网距烧杯底部25 mm，烧杯内盛有温度为37 ℃±1 ℃的水，调节水位高度使吊篮上升至高点时筛网在水面下15 mm处，吊篮顶部不可浸没于溶液中。

除另有规定外，取供试品6片，分别置上述吊篮的玻璃管中，启动崩解仪进行检查，各片均应在15 min内全部崩解。如有1片不能完全崩解，应另取6片复试，均应符合规定。

①药材原粉片与浸膏（半浸膏）片：按上述装置，每管加挡板1块，启动崩解仪进行检查，药材原粉片各片均应在30 min内全部崩解；浸膏（半浸膏）片各片均应在1 h内全部崩解。如果供试品黏附挡板，应另取6片，不加挡板按上述方法检查，应符合规定。如有1片不能完全崩解，应另取6片复试，均应符合规定。

②薄膜衣片：按上述装置与方法检查，并可改在盐酸溶液（9→1000）中进行检查，化药片应在30 min内全部崩解。中药薄膜衣片，每管加挡板1块，各片均应在1 h内全部崩解。如果供试品黏附挡板，应另取6片，不加挡板按上述方法检查，应符合规定。如有1片不能完全崩解，应另取6片复试，均应符合规定。

③糖衣片：按上述装置与方法检查，化药片应在1 h内全部崩解。中药糖衣片，每管加挡板1块，各片均应在1 h内全部崩解。如果供试品黏附挡板，应另取6片，不加挡板按上述方法检查，应符合规定。如有1片不能完全崩解，应另取6片复试，均应符合规定。

④肠溶片：按上述装置与方法，先在盐酸溶液（9→1000）中检查2 h，每片均不得有裂缝、崩解或软化现象；将吊篮取出，用少量水洗涤后，每管加入挡板1块，再按上述方法在磷酸盐缓冲液（pH 6.8）中进行检查，1 h内应全部崩解。如有1片不能完全崩

解，应另取6片复试，均应符合规定。

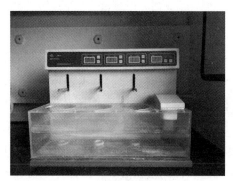

a.实物照片

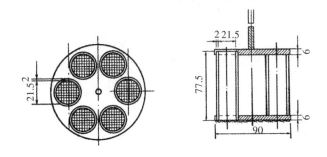

单位：mm

b.吊篮结构

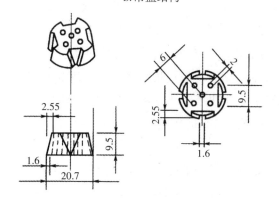

单位：mm

c.挡板结构

附图7-2 升降式崩解仪示意图

⑤结肠定位肠溶片：除另有规定外，按上述装置照各品种项下规定检查，各片在盐酸溶液（9→1000）及pH 6.8以下的磷酸盐缓冲液中均应不得有裂缝、崩解或软化现象，而在pH 7.5～8.0的磷酸盐缓冲液中1 h内应全部崩解。如有1片不能完全崩解，应另取

6片复试,均应符合规定。

⑥口含片:除另有规定外,按上述装置和方法检查,各片均应在10 min内全部崩解或溶化,如有1片不符合规定,应另取6片复试,均应符合规定。

⑦舌下片:除另有规定外,按上述装置和方法检查,各片均应在5 min内全部崩解并溶化。如有1片不能完全崩解,应另取6片复试,均应符合规定。

⑧可溶片:除另有规定外,水温为20 ℃±5 ℃,按上述装置和方法检查,各片均应在3 min内全部崩解并溶化。如有1片不能完全崩解,应另取6片复试,均应符合规定。

⑨泡腾片:取1片,置250 mL烧杯中,烧杯内盛有200 mL水,水温为20 ℃±5 ℃,有许多气泡放出,当片剂或碎片周围的气体停止逸出时,片剂应溶解或分散在水中,无聚集的颗粒剩留。除另有规定外,同法检查6片,各片均应在5 min内崩解。如有1片不能完全崩解,应另取6片复试,均应符合规定。

2.胶囊剂

(1)硬胶囊或软胶囊:除另有规定外,取供试品6粒,按片剂的装置与方法进行检查。硬胶囊应在30 min内全部崩解;软胶囊应在1 h内全部崩解,以明胶为基质的软胶囊可改在人工胃液中进行检查。如有1粒不能完全崩解,应另取6粒复试,均应符合规定。

(2)肠溶胶囊:除另有规定外,取供试品6粒,按上述装置与方法,先在盐酸溶液(9→1000)中不加挡板检查2 h,每粒的囊壳均不得有裂缝或崩解现象;将吊篮取出,用少量水洗涤后,每管加入挡板,再按上述方法,改在人工肠液中进行检查,1 h内应全部崩解。如有1粒不能完全崩解,应另取6粒复试,均应符合规定。

(3)结肠肠溶胶囊:除另有规定外,取供试品6粒,按上述装置与方法,先在盐酸溶液(9→1000)中不加挡板检查2 h,每粒的囊壳均不得有裂缝或崩解现象;将吊篮取出,用少量水洗涤后,再按上述方法,在磷酸盐缓冲液(pH 6.8)中不加挡板检查3 h,每粒的囊壳均不得有裂缝或崩解现象;将吊篮取出,用少量水洗涤后,每管加入挡板,再按上述方法,改在磷酸盐缓冲液(pH 7.8)中检查,1 h内应全部崩解。如有1粒不能完全崩解,应另取6粒复试,均应符合规定。

3.滴丸剂

按片剂的装置,但不锈钢丝网的筛孔内径应为0.42 mm;除另有规定外,取供试品6粒,按上述方法检查,应在30 min内全部溶散,包衣滴丸应在1 h内全部溶散。如有1粒不能完全溶散,应另取6粒复试,均应符合规定。

参考文献

[1] 国家药典委员会.中华人民共和国药典(2015年版)[M].北京:中国医药科技出版社,2015.

［2］　崔福德.药剂学实验指导［M］.2版.北京:人民卫生出版社，2007.

［3］　陆彬.药剂学实验［M］.北京:人民卫生出版社，1997.

［4］　崔福德.药剂学［M］.7版.北京:人民卫生出版社，2011.

［5］　方亮.药剂学［M］.8版.北京:人民卫生出版社，2016.

实验八 膜剂的制备

一、实验目的

1. 掌握小剂量膜剂的一般制备方法。
2. 熟悉常用成膜材料的理化性质。

二、实验指导

膜剂（films）指原料药物与适宜的成膜材料经加工制成的膜状制剂。通常厚度为 0.05～0.2 mm，面积根据临床应用部位不同而不同。一般可供内服（如口服、口含、舌下），外用（如皮肤、黏膜），腔道用（如阴道、子宫腔），植入或眼用等。

膜剂成型主要取决于成膜材料。常用的成膜材料有天然高分子材料和合成高分子材料。天然高分子材料有明胶、阿拉伯胶、琼脂、海藻酸及其盐、纤维素衍生物等；合成高分子材料有丙烯类、乙烯类高分子聚合物，如聚乙烯醇（PVA）及聚乙烯醇缩乙醛、聚乙烯吡咯烷酮（PVP）、乙烯-醋酸乙烯共聚物（EVA）及丙烯酸树脂类等。其中最常用的成膜材料为 PVA，它是水溶性多羟基高分子聚合物，由聚醋酸乙烯酯类经醇解而得，在肠道内不分解，口服后可随大便排出。PVA 的性质主要由它的分子量和醇解度来决定。分子量越大，水溶性越差，但成膜性能好。国内应用的多为 PVA05-88 和 PVA17-88 两种规格，其平均聚合度分别约为 500 和 1700；醇解度均为 88％。前者聚合度小，水中溶解度大而黏度较小。后者分子量大，水中溶解度较小而黏度较大。一般认为醇解度为 88％时，水溶性最好，在温水中能很快溶解。

膜剂处方中除主药和成膜材料外，还需加入增塑剂、表面活性剂、填充剂、着色剂等。制备时需根据成膜材料性质加入适宜的脱膜剂，通常选择互不相溶但具有一定的相容性材料作为脱膜剂，如以水溶性的 PVA 为膜材时，脱膜剂可采用与之不溶的液状石蜡；如果使用亲脂性的膜材，可用肥皂醑（软皂∶甘油∶95% 乙醇=1∶1∶5，g/g/mL）作为脱膜剂；小剂量制备时，也可把保鲜膜事先铺在玻璃板上并固定，便于脱膜。

膜剂的制备方法有多种，一般采用涂膜法（匀浆制膜法）来制备。其工艺流程为：配制成膜材料浆液→加入药物、附加剂混匀→脱泡→涂膜→干燥→脱膜→测定→分剂量→包装。工业大生产可使用涂膜机。实验室小量制备膜剂可采用刮板法，即选用大小适宜、表面平整的玻璃板，洗净，擦干，涂上脱膜剂，然后将浆液倒上，用有一定间距的刮刀（或用固定厚度的推杆）将其涂铺成膜，经自然干燥或置一定温度的烘箱中干燥，脱膜即得。

膜剂制备时常见的问题、产生原因与解决方法见表8-1。

表8-1　膜剂制备时常见的问题、产生原因与解决方法

常见问题	产生原因	解决方法
药膜不易剥离	(1)干燥温度太高 (2)玻璃板等未洗净、未涂润滑剂	(1)降低干燥温度 (2)玻璃板上涂脱膜剂或药膜处方中加少量脱膜剂(润滑油)
药膜表面有不均匀气泡	开始干燥温度太高	(1)开始干燥温度应在溶剂沸点以下 (2)通风
药膜"走油"	(1)油的含量太高 (2)成膜材料选择不当	(1)降低含油量 (2)用填充料吸收油后再制膜 (3)更换成膜材料
药粉从药膜上脱落	固体成分含量太高	(1)减少药粉含量 (2)增加增塑剂用量
药膜太脆或太软	(1)增塑剂太少或太多 (2)药物与成膜材料发生了化学反应	(1)增、减增塑剂用量 (2)更换成膜材料
药膜中有粗大颗粒	(1)药液未经过滤 (2)溶解的药物从浆液中析出	(1)制膜前浆液应过滤 (2)采用研磨法
药膜中药物含量不均匀	(1)浆液久置、药物沉淀 (2)不溶性成分粒子太大	(1)浆液不宜久置 (2)研细

三、实验内容

（一）材料与仪器

1. 材料

主要有吲哚美辛、PVA17-88、甘油、Tween-80、无水乙醇、蒸馏水等。

2. 仪器

主要有分析天平、水浴锅、玻璃板、推棒、膜剂涂布装置、烘箱等。

（二）实验部分

吲哚美辛膜剂。

【处方】

吲哚美辛膜剂处方见表8-2。

表8-2　吲哚美辛膜剂处方

原辅料	用　量
吲哚美辛	1 g
PVA17-88	5.6 g
甘油	0.6 g
蒸馏水	30 mL
Tween-80	0.1 g
无水乙醇	1 mL

【制备】

（1）取处方量PVA、甘油、蒸馏水置于容器中，搅拌、浸泡、溶胀后，于水浴（80～90℃）上加热至熔化，即得熔融液。

（2）将吲哚美辛细粉与处方量的Tween-80、无水乙醇混匀后，直接加入上述制备的熔融液中，搅拌使其混匀，即得含药胶液；静置一定时间以除去气泡。

（3）在玻璃板上涂一薄层液状石蜡，将含药胶液趁热倒在玻璃板上，用刮板法制膜。厚度约0.3 mm，最后置于80℃烘箱干燥。

【注解】

（1）本品外用可缓解急、慢性关节炎，痛风性关节炎；外用或口服。

（2）成膜材料PVA在水中浸泡时间必须充分，且水温不宜超过40℃，才能保证充分溶胀。

（3）聚乙烯醇加热温度以80～90℃为宜，温度过高可影响膜的溶解度和澄明度，并能使膜的脆性增加。

（4）成膜材料PVA与CMC-Na配合使用，可提高胶液的成膜性和黏附性。

四、实验结果

1.形状：膜剂外观应完整光洁、厚度一致、色泽均匀、无明显气泡。多剂量的膜剂，分格压痕应均匀清晰，并能按压痕撕开。

2.结合膜剂理论知识对实验过程出现的问题进行针对性讨论。

五、思考题

1.小量制备膜剂时，常用哪些成膜方法？其操作要点及注意事项有哪些？

2.本处方中的甘油起什么作用？此外膜剂中还添加了哪些辅料？它们各起什么作用？

3.膜剂制备时，如何防止胶液中气泡的产生？

参考文献

［1］　崔福德.药剂学实验指导［M］.2版.北京:人民卫生出版社，2007.

［2］　陆彬.药剂学实验［M］.北京:人民卫生出版社，1997.

［3］　崔福德.药剂学［M］.7版.北京:人民卫生出版社，2011.

［4］　方亮.药剂学［M］.8版.北京:人民卫生出版社，2016.

实验九　滴丸的制备

一、实验目的

1.掌握滴丸的滴制法制备工艺及注意事项。

2.熟悉滴丸滴制法制备的基本原理。

3.了解滴丸的质量检查。

二、实验指导

滴丸（dripping pills）指原料药物与适宜的基质加热熔融混匀后，滴入不相混溶、互不作用的冷凝介质中制成的球形或类球形制剂。目前常用的滴丸基质有水溶性与脂溶性两大类。水溶性基质常用的有聚乙二醇（PEG）类，主要有PEG4000或PEG6000，它们的熔点低（55～60 ℃），化学性质稳定（在100 ℃以上才分解），能与多数药物配伍，具有良好的水溶性，也能溶于多种溶剂，能使难溶性药物以分子状态分散于载体中。在溶剂蒸发过程中，PEG黏度逐渐增大，可阻止药物分子聚集。脂溶性基质常用的有硬脂酸、单硬脂酸甘油酯等，可使药物缓慢释放，也可与水溶性基质混合使用以调节释药速度。

通常药物制成滴丸后，可增加药物的溶解度与溶出速度，起效快，生物利用度提高，从而降低剂量，减小毒副作用；液态药物制成滴丸，稳定性增加，应用更加方便。如采用脂溶性基质制备滴丸，可具有缓释作用。

本实验以难溶性药物吲哚美辛为模型药物，PEG6000为载体，采用滴制法制备滴丸。由于PEG6000的分子量较大，晶格由两列平行螺旋链所组成，熔融后凝结时，双螺旋的空间中PEG晶格产生种种缺损，这种晶格缺损可改变结晶的性质，如溶解度、溶出速度、吸附能力以及吸湿性等。当药物分子量不超过1000时（吲哚美辛分子量为357.79），药物以分子形式插入PEG6000分子中，形成固态溶液，药物溶解度和溶出速度会大大增加。

三、实验内容

（一）材料与仪器

1. 材料

主要有吲哚美辛、聚乙二醇6000、无水乙醇、液状石蜡、冰块等。

2. 仪器

主要有分析天平、恒温水浴锅、蒸发皿、保温漏斗、5 mL注射器、16号针头、100 mL量筒、铁架台、1000 mL烧杯、崩解仪等。

（二）实验部分

【处方】

吲哚美辛处方见表9-1。

表9-1 吲哚美辛处方

原辅料	用 量
吲哚美辛	1 g
聚乙二醇6000	9 g
无水乙醇	适量

【制备】

（1）熔融液的制备：准确称取9 g聚乙二醇6000置烧杯或蒸发皿中，于60 ℃水浴上加热至熔化。另取吲哚美辛1 g加入适量无水乙醇，微热溶解后，加入聚乙二醇6000熔融液中搅匀至乙醇挥尽；于60 ℃水浴中，静置15 min，除去气泡。

（2）简易滴丸装置的安装，如图9-1所示。

（3）滴丸制备：将含药熔融液迅速移入80 ℃保温的注射器中，逐滴滴入至冰水浴冷却的液状石蜡中成丸，注意保持滴速。滴毕，放置0.5 h，缓慢倒去冷却液，将滴丸置于滤纸上，除去滴丸表面的液状石蜡，揩净，自然晾干，即得。

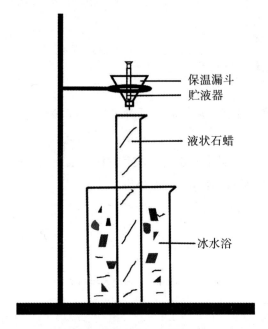

保温漏斗
贮液器

液状石蜡

冰水浴

图9-1　简易滴丸装置

【注意事项】

（1）熔融液内的乙醇与气泡必须除尽，才能使滴丸成型且外形光滑。

（2）保温漏斗的下口与贮液器接合处应密封好，勿漏水。

（3）保温水浴的温度用来控制贮液器内熔融液的黏度，应以含药熔融液能顺利滴出为度。

（4）冷凝液的高度、滴口离冷凝液的距离以及冰浴的温度均可影响滴丸的外形、球形度、粘连程度等，应注意控制。

【注解】

本品具有抗炎、解热及镇痛作用；供口服。

【质量检查】

（1）外观：应呈球状，大小均匀，色泽一致。

（2）溶散时限：按《中国药典》2015年版四部通则0921（崩解时限检查法）要求检查。除另有规定外，取滴丸6粒，分别置于崩解仪吊篮的玻璃管中，每管各加1粒，启动仪器进行检查。各丸应在30 min内溶散并通过筛网。如有1粒不能完全溶散，应取6粒复试，均应符合规定。

（3）重量差异：按《中国药典》2015年版四部通则0108（重量差异）要求检查。取供试品20丸，精密称定总量，求得平均丸重后，再分别精密称定每丸的重量，每丸重量与平均丸重相比较，超出限度的不得多于2丸，并不得有1丸超出限度1倍。具体规定见表9-2。

表9-2　重量差异限度规定

平均重量	重量差异限度
0.03 g 以下或 0.03 g	±15%
0.03 g 以上至 0.1 g	±12%
0.1 g 以上至 0.3 g	±10%
0.3 g 以上	±7.5%

四、实验结果

1. 描述滴丸的外观形状。
2. 记录滴丸的溶散时限，并判断是否合格。
3. 记录滴丸的重量差异，并填入表9-3。

表9-3　吲哚美辛滴丸重量差异的测定结果

编号	丸重/g	编号	丸重/g	
1		11		
2		12		
3		13		20丸总重：_____。
4		14		平均丸重 $\bar{x}$=_____。
5		15		超限的丸(在表中用符号标记)
6		16		超限1倍的有____丸。
7		17		结论：(不)符合规定
8		18		原因分析：_____。
9		19		
10		20		

五、思考题

1. 滴丸在临床应用上有何特点？
2. 滴丸在制备过程中的关键是什么？如何才能使滴丸形成固体分散体？
3. 影响滴丸的成型、形状与重量的因素有哪些？在实际操作中是如何控制的？

参考文献

［1］ 国家药典委员会.中华人民共和国药典（2015年版）［M］.北京:中国医药科技出版社，2015.

［2］ 崔福德.药剂学实验指导［M］.2版.北京:人民卫生出版社，2007.

［3］ 陆彬.药剂学实验［M］.北京:人民卫生出版社，1997.

［4］ 崔福德.药剂学［M］.7版.北京:人民卫生出版社，2011.

［5］ 方亮.药剂学［M］.8版.北京:人民卫生出版社，2016.

实验十 软膏剂的制备

一、实验目的

1. 掌握不同类型基质软膏剂的一般制备方法。
2. 熟悉软膏不同基质影响药物释放速度的评价方法。
3. 了解软膏剂的质量评价方法。

二、实验指导

软膏剂（ointments）指药物与适宜基质制成的具有适当稠度的均匀膏状外用制剂。它可在局部发挥疗效或起保护作用，药物也可吸收进入体循环产生全身治疗作用。

软膏剂的基质使软膏具有一定的剂型特性且影响软膏剂的质量及疗效的发挥。软膏剂的基质根据其组成可分三类：油脂性基质、乳剂型基质和水溶性基质。用乳剂型基质制备的软膏剂又称乳膏剂，其中O/W型又称霜剂。

软膏剂的制备方法有研合法、熔和法和乳化法。固体药物可用基质中的组分溶解，或先粉碎成细粉后与少量基质或液体组分研成糊状，再与其他基质研匀。

软膏剂应均匀、细腻，具有适当的黏稠性，易涂于皮肤或黏膜上且无刺激性。软膏剂在存放过程中应无酸败、异臭、变色、变硬、油水分离等变质现象。软膏剂中药物应以适当速度释放到皮肤或黏膜表面，可选用不同基质改变药物从基质中的释放速度。一般而言，局部作用的软膏剂药物释放速度可慢一些，而起全身作用的软膏剂药物的释放速度要快一些。药物从基质中释放的体外实验方法有多种，琼脂扩散法为实验室应用较多的一种。

琼脂扩散法常采用琼脂凝胶（或明胶）为扩散介质，将软膏剂涂在含有指示剂的凝胶表面，放置一定时间后，测定药物与指示剂产生的色层高度来比较药物自基质中释放的速度。扩散距离与时间的关系可用Lockie经验式表示：$y^2 = kx$。式中：y为扩散距离（mm）、x为扩散时间（h）、k为扩散系数（mm²/h）。以y^2对x作图，应得一条通过原点的直线，此直线的斜率即为 k。k 值反映了软膏剂释药能力的大小，k 值越大，释药能力越强。

尽管体外释药实验是模拟人体条件进行的，但体外实验条件与实际应用情况（如琼脂与完整皮肤相比）有很大不同，因此体外实验测得数据有一定的局限性。琼脂扩散法可作为筛选软膏剂基质的实验手段。

三、实验内容

（一）材料与仪器

1. 材料

主要有水杨酸、液状石蜡、白凡士林、十八醇、单硬脂酸甘油酯、十二烷基硫酸钠、甘油、对羟基苯甲酸乙酯、固体石蜡、司盘40、乳化剂OP、羧甲纤维素钠、苯甲酸钠、林格氏溶液等。

2. 仪器

主要有分析天平、研钵、水浴锅、蒸发皿、量筒、烧杯（50 mL、100 mL）、刻度试管、粒度分析仪、高效液相色谱仪等。

（二）实验部分

1. 油脂性基质的水杨酸软膏的制备

【处方】

油脂性基质的水杨酸软膏处方见表10-1。

表10-1　油脂性基质的水杨酸软膏处方

原辅料	用　量
水杨酸	0.5 g
液状石蜡	适量
白凡士林(加至)	10.0 g

【制备】

取水杨酸0.5 g置于研钵中，加入适量液状石蜡研成糊状，分次加入白凡士林至10.0 g，混合研匀，即得油脂性基质的水杨酸软膏。

【注解】

（1）适应证与用法：用于头癣、足癣及局部角质增生；局部外用，取适量本品涂于患处。

（2）处方中的凡士林基质可根据气温以液状石蜡调节稠度。

（3）水杨酸需先粉碎成细粉，配制过程中避免接触金属器皿，以免变色。

（4）水杨酸与基质的混合采用等量递加法混合均匀。

2. O/W乳剂型基质的水杨酸软膏制备

【处方】

O/W乳剂型基质的水杨酸软膏处方见表10-2。

表10-2　O/W乳剂型基质的水杨酸软膏处方

原辅料	用　量
水杨酸	0.5 g
白凡士林	1.2 g
十八醇	0.8 g
单硬脂酸甘油酯	0.2 g
十二烷基硫酸钠	0.1 g
甘油	0.7 g
对羟基苯甲酸乙酯	0.02 g
蒸馏水（加至）	10 g

【制备】

取1.2 g白凡士林、0.8 g十八醇和0.2 g单硬脂酸甘油酯置于烧杯中，水浴加热至70～80 ℃使其熔化，将0.1 g十二烷基硫酸钠、0.7 g甘油、0.02 g对羟基苯甲酸乙酯和计算量的蒸馏水置另一烧杯中加热至70～80 ℃使其溶解，在同温下将水相以细流加到油相中，边加边搅拌至冷凝，即得O/W乳剂型基质。取0.5 g水杨酸细粉置于软膏板上或研钵中，分次加入基质研匀，制得O/W乳剂型基质的水杨酸软膏。

【注解】

（1）水杨酸需先粉碎成细粉，制备过程中忌与金属器皿接触，以免变色。

（2）乳化温度与油相、水相温度相同，为70～80 ℃。

（3）油相、水相混合均匀后，一直搅拌至基质冷凝，且沿一个方向搅拌。

（4）药物与基质采用等量递加法混合均匀。

（5）乳化法中两相混合的搅拌速度不宜过慢或过快，以免乳化不完全或因混入大量空气使成品失去细腻和光泽并易变质。

3. W/O乳剂型基质的水杨酸软膏的制备

【处方】

W/O乳剂型基质的水杨酸软膏处方见表10-3。

表10-3　W/O乳剂型基质的水杨酸软膏处方

原辅料	用　量
水杨酸	0.5 g
单硬脂酸甘油酯	1.0 g
固体石蜡	1.0 g
白凡士林	0.5 g
液状石蜡	5.0 g
司盘40	0.05 g
乳化剂OP	0.05 g
对羟基苯甲酸乙酯	0.01 g
蒸馏水	2.5 mL

【制备】

　　取锉成细末的1.0 g固体石蜡、1.0 g单硬脂酸甘油酯、0.5 g白凡士林、5.0 g液状石蜡、0.05 g司盘40、0.05 g乳化剂OP和0.01 g对羟基苯甲酸乙酯于蒸发皿中，水浴加热熔化并保持80 ℃，细流加入同温的水，边加边搅拌至冷凝，即得W/O乳剂型基质。取0.5 g水杨酸细粉，置于软膏板上或研钵中，分次加入基质研匀，制得W/O型基质的水杨酸软膏。

【注解】

　　(1) 水杨酸需先粉碎成细粉，制备过程中忌与金属器皿接触，以免变色。

　　(2) 乳化温度为70～80 ℃，水相温度可略高于油相温度。

　　(3) 油相、水相混合均匀后，一直搅拌至基质冷凝，且沿一个方向搅拌。

　　(4) 药物与基质采用等量递加法混合均匀。

4.水溶性基质的水杨酸软膏的制备

【处方】

水溶性基质的水杨酸软膏处方见表10-4。

表10-4　水溶性基质的水杨酸软膏处方

原辅料	用　量
水杨酸	0.5 g
羧甲纤维素钠	0.6 g
甘油	1.0 g
苯甲酸钠	0.05 g
蒸馏水	8.4 mL

【制备】

取处方量的羧甲纤维素钠置于研钵中，加入甘油研匀，然后边研边加入溶有苯甲酸钠的水溶液，待溶胀后研匀，即得水溶性基质。用此基质同乳剂型基质的水杨酸软膏的制备，即得水溶性基质的水杨酸软膏。

【注解】

（1）水杨酸需先粉碎成细粉，制备过程中忌与金属器皿接触，以免变色。

（2）羧甲纤维素钠为水溶性高分子物质，完成有限溶胀所需时间较长，再搅拌形成水溶性基质；本实验中先用甘油研磨分散后再加水，则不易结成团块，溶解速度加快。

5.水杨酸软膏的体外释药实验

【林格氏溶液处方】

林格氏溶液（Ringer's solution）处方见表10-5。

表10-5　林格氏溶液处方

原辅料	用　量
氯化钾	0.85 g
氯化钠	0.03 g
氯化钙	0.048 g
蒸馏水	100 mL

【琼脂扩散基质的制备】

100 mL林格氏溶液中加入2 g琼脂，水浴加热溶解，趁热用纱布过滤除去悬浮杂质，冷至约60 ℃时，加入三氯化铁试液3 mL，混匀，立即沿壁倒入内径一样的刻度试管中，不得产生气泡，每管上端留10 mm空隙供填装软膏，直立静置，室温冷却成凝胶。

【体外释药实验】

在装有琼脂的刻度试管上端空隙处，用软膏刀分别将制成的水杨酸软膏填装入内，软膏应铺至与琼脂表面密切接触，并且应装至与管口齐平。装填完后应直立，并于15 min、30 min、45 min、60 min、90 min和120 min观察并测定呈色区的高度。

【注解】

（1）林格氏溶液也称复方氯化钠溶液，除了含有氯化钠，还含有K^+、Ca^{2+}、Cl^-，林格氏溶液比生理盐水成分完全，可代替生理盐水使用。

（2）显色反应：水杨酸是邻羟基苯甲酸，遇Fe^{3+}形成螯合物，呈现紫堇色。

（3）三氯化铁试液的配制：取三氯化铁9 g，加蒸馏水100 mL，搅拌溶解即得。

6. 质量检查

（1）常规检查：应符合软膏剂项下有关的各项规定（《中国药典》2015年版四部通则0109）。

①粒度：除另有规定外，混悬型软膏剂、含饮片细粉的软膏剂按照下述方法检查，应符合规定。检查法：取供试品适量，置于载玻片上涂成薄层，薄层面积相当于盖玻片面积，共涂3片，按照粒度和粒度分布测定法（《中国药典》2015年版四部通则0982第一法）测定，均不得检出大于180 μm的粒子。

②装量：照最低装量检查法（《中国药典》2015年版四部通则0942）检查，应符合规定。

③无菌：用于烧伤［除程度较轻的烧伤（Ⅰ°或浅Ⅱ°外）］或严重创伤的软膏剂与乳膏剂，按照无菌检查法（《中国药典》2015年版四部通则1101）检查，应符合规定。

④微生物限度：除另有规定外，按照非无菌产品微生物限度检查，即微生物计数法（《中国药典》2015年版四部通则1105）和控制菌检查法（《中国药典》2015年版四部通则1106）及非无菌药品微生物限度标准（《中国药典》2015年版四部通则1107）检查，应符合规定。

（2）含量测定：按照高效液相色谱法（《中国药典》2015年版四部通则0512）测定。

①色谱条件与系统适用性实验：用十八烷基硅烷键合硅胶为填充剂；以甲醇-水-冰醋酸（50：50：1，mL/mL/mL）为流动相；检测波长为304 nm。理论板数按水杨酸峰计算应不低于2000。

②测定法：取本品适量（约相当于水杨酸10 mg），精密称定，置烧杯中，加三氯甲烷10 mL，超声使其溶解，定量转移至200 mL容量瓶中，加无水乙醇适量，超声使水杨酸溶解并稀释至刻度，过滤，取续滤液作为供试品溶液。精密量取20 μL注入液相色谱仪，记录色谱图；另取水杨酸对照品适量，精密称定，加无水乙醇溶解，并定量稀释制成1 mL中约含50 μg水杨酸的溶液，同法测定。按外标法以峰面积计算，即得水杨酸的含量。

四、实验结果

1. 对不同基质水杨酸软膏的性状进行描述，将少量软膏涂布于手背上，比较细腻性和延展性。

2. 记录水杨酸软膏剂释放实验中测得的呈色区高度，填于表10-6中。

表10-6　不同时间点水杨酸软膏释放呈色区高度统计结果

时间	油脂性基质	O/W 型基质	W/O 型基质	水溶性基质
15 min				
30 min				
45 min				
60 min				
90 min				
120 min				

根据实验所得数据，以呈色区高度（扩散距离 y）的平方为纵坐标，时间为横坐标作图，拟合直线，求此直线的斜率即为扩散系数 k。对比 k 值，比较各软膏基质的释药能力，并进行相关讨论。

五、思考题

1. 油脂性、乳剂型和水溶性软膏基质的作用特点有哪些？
2. 大量制备软膏时如何对凡士林进行预处理？
3. 软膏剂制备过程中药物的加入方法有哪些？
4. 用于治疗大面积烧伤的软膏剂在制备时应注意什么？
5. 影响药物从软膏基质中释放的因素有哪些？

参考文献

[1]　崔福德.药剂学实验指导［M］.3 版.北京:人民卫生出版社，2011.

[2]　陆彬.药剂学实验［M］.北京:人民卫生出版社，1997.

[3]　崔福德.药剂学［M］.7 版.北京:人民卫生出版社，2011.

[4]　方亮.药剂学［M］.8 版.北京:人民卫生出版社，2016.

[5]　国家药典委员会.中华人民共和国药典（2015年版）［M］.北京:中国医药科技出版社，2015.

实验十一　栓剂的制备

一、实验目的

1. 掌握热熔法制备栓剂的工艺与操作要点。
2. 熟悉栓剂基质的分类和应用。
3. 熟悉置换价的测定方法和应用。
4. 了解栓剂的质量评价。

二、实验指导

栓剂（suppository）指药物与适宜基质制成的具有一定形状和重量以供腔道给药的固体剂型。它能发挥局部作用或全身作用。目前常用的有肛门栓（直肠栓）、阴道栓和尿道栓。

栓剂的基质可分为油脂性基质和水溶性基质。油脂性基质如可可豆脂、半合成脂肪酸甘油酯、氢化植物油等；水溶性基质如聚氧乙烯硬脂酸酯（S-40）和聚乙二醇类等。某些基质中还可加入表面活性剂使药物易于释放，并可促使药物透过生物膜被机体吸收。对于制备栓剂用的固体药物，除另有规定外，应制成全部通过六号筛的粉末。

栓剂的制法有搓捏法、冷压法和热熔法三种。用热熔法制备栓剂时，为了栓剂冷却后易从栓模中推出，栓模内腔应涂润滑剂。水溶性基质涂油性润滑剂，如液状石蜡；油溶性基质涂水性润滑剂，如软皂、甘油和90%乙醇（1∶1∶5，g/g/g）的混合液。

不同的栓剂处方用同一模型制得的栓剂容积是相同的，但其重量则随基质与药物密度的不同而有差别。为了确定基质用量以保证栓剂重量的准确，常需预测药物的置换价。置换价（f）定义为主药的重量与同体积基质重量的比值。可用下式计算：

$$f = \frac{W}{G - (M - W)}$$

式中：W为每粒栓剂中主药的含药量，G为每粒纯基质栓剂的重量，M为每粒含药栓剂的重量。根据求得的置换价，计算出每粒栓剂中应加的基质重量（E）为：

$$E = G - \frac{W}{f}$$

栓剂的质量评定主要包括主药含量、外形、重量差异、融变时限、释放度等。

三、实验内容

（一）材料与仪器

1. 材料

主要有吲哚美辛、可可豆脂、液状石蜡、洗必泰、Tween-80、冰片、乙醇、甘油、明胶、蒸馏水等。

2. 仪器

主要有分析天平、蒸发皿、水浴锅、栓模、融变时限仪、量筒、烧杯（50 mL、100 mL）、紫外-可见分光光度计、高效液相色谱仪等。

（二）实验部分

1. 置换价的测定

以吲哚美辛为模型药物，用可可豆脂为基质，进行置换价测定。

（1）纯基质栓的制备：称取可可豆脂10 g置蒸发皿中，于水浴上加热熔化后，倾入涂有润滑剂的栓剂模型中，冷却凝固后削去溢出部分，脱模，得完整的纯基质栓数粒，称重，每粒栓剂的平均重量为G。

（2）含药栓的制备：称取研细的吲哚美辛粉末（过100目筛）3 g置小研钵中；另称取可可豆脂7 g置蒸发皿中，于水浴上加热，待2/3基质熔化时停止加热，搅拌使其全熔。将其分次加至研钵中，与吲哚美辛粉末研匀，倾入涂有润滑剂的栓剂模型中，迅速冷却固化，削去溢出部分，脱模，得完整的含药栓数粒，称重，每粒平均重量为M，含药量$W=M \cdot X\%$，$X\%$为药物百分含量。

（3）置换价的计算：将上述得到的G，M，W代入f计算公式，可求得吲哚美辛的可可豆脂的置换价。

2. 吲哚美辛栓剂的制备

【处方】

吲哚美辛栓剂处方见表11-1。

表11-1　吲哚美辛栓剂处方

原辅料	用　量
吲哚美辛	1 g
可可豆脂	适量
肛门栓(共制)	10粒

【制备】

称取适量可可豆脂置蒸发皿内，在40 ℃水浴上加热熔化，加入1 g吲哚美辛粉末，搅拌均匀，待稠度较大时倾入涂有润滑剂的栓模中，冷却至完全固化，削去溢出部分，脱模、质检、包装，即得吲哚美辛栓剂。

【注解】

（1）适应证与用法：非甾体类抗炎药，解热镇痛；直肠给药。

（2）制备时要轻轻搅拌，以免基质中产生不易消除的气泡。

（3）注模时需要注至模口稍有溢出为度，且一次注完，以免出现顶端凹陷。

【质量检查】

（1）性状：白色至淡黄色栓。

（2）重量差异：取供试品栓剂10粒，精密称定总重量，求得平均粒重后，再分别精密称定各粒的重量。每粒重量与标示粒重相比较（凡无标示粒重的，应与平均粒重相比较），超出重量差异限度的药粒不得多于1粒，并不得超出限度1倍。栓剂的重量差异限度应符合表11-2的规定。

表11-2　栓剂重量差异限度表

平均粒重	重量差异限度
1g及1g以下	±10%
1g以上至3g	±7.5%
3g以上	±5%

（3）融变时限：取栓剂3粒，在室温下放置1 h后，按照融变时限检查装置和操作方法（《中国药典》2015年版四部通则0922）检查，应符合规定。

（4）鉴别：取本品适量（约相当于吲哚美辛50 mg），加水50 mL与20%氢氧化钠溶液0.5 mL，加热搅拌使吲哚美辛溶解，放冷，待基质凝固后滤过，取滤液1 mL，加0.03%重铬酸钾溶液0.3 mL，加热至沸，放冷，加硫酸2～3滴，置水浴上缓缓加热，应显紫色；另取滤液1 mL，加0.1%亚硝酸钠溶液0.3 mL，加热至沸，放冷，加盐酸0.5 mL，应显绿色，放置后，渐变黄色。

（5）有关物质检查：取含量测定项下供试品溶液作为供试品溶液。精密量取供试品溶液1 mL，置于100 mL量瓶中，用50%甲醇溶液稀释至刻度，作为对照溶液。按照含量测定项下的色谱条件，精密量取对照溶液与供试品溶液各50 μL，分别注入液相色谱仪，记录色谱图至主成分峰保留时间的3倍。供试品溶液色谱图中如有杂质峰，各杂质峰面积的和不得大于对照溶液主峰面积的2倍（2.0%）。

其他应符合栓剂项下有关各项规定（《中国药典》2015年版四部通则0107）。

（6）含量测定：按照高效液相色谱法（《中国药典》2015年版四部通则0512）测定。

色谱条件与系统适用性实验用十八烷基硅烷键合硅胶为填充剂；以0.1 mol/L冰醋酸溶液–乙腈（50∶50，mL/mL）为流动相；检测波长为228 nm。理论板数按吲哚美辛峰计算不低于2000，吲哚美辛峰与相邻杂质峰的分离度应符合要求。

测定法：取本品10粒，精密称定，仔细切碎，混合均匀，精密称取适量（约相当于吲哚美辛25 mg），置50 mL量瓶中，加甲醇适量，置水浴加热使吲哚美辛溶解，放冷，用甲醇稀释至刻度，摇匀，滤过，精密量取续滤液5 mL，置25 mL量瓶中，用50%甲醇溶液稀释至刻度，摇匀，精密量取20 μL注入液相色谱仪，记录色谱图；另取吲哚美辛对照品约25 mg，精密称定，置50 mL量瓶中，加甲醇适量，振摇使其溶解，用甲醇稀释至刻度，摇匀，精密量取适量，用50%甲醇溶液稀释制成1 mL中含0.1 mg吲哚美辛的溶液，同法测定。按外标法以峰面积计算，即得吲哚美辛的含量。

3. 洗必泰（醋酸氯己定）栓剂的制备

【处方】

洗必泰栓剂处方见表11-3。

表11-3　洗必泰栓剂处方

原辅料	用　量
洗必泰	0.25 g
Tween-80	1.0 g
冰片	0.05 g
乙醇	2.5 g
甘油	32 g
明胶	9 g
蒸馏水（加至）	50 g
阴道栓	10粒

【制备】

（1）甘油明胶溶液的制备：称取9 g明胶，置称重的蒸发皿中（连同使用的玻璃棒一起称重），加入相当明胶量1.5～2倍的蒸馏水浸泡0.5～1 h，使其溶胀变软，加入处方量甘油后置水浴上加热，使明胶熔解，继续加热并轻轻搅拌至重量为46～47 g。

（2）栓剂的制备：将0.25 g洗必泰（过100目筛）与1.0 g Tween-80混匀，将0.05 g 冰片溶于乙醇中，在搅拌下将冰片乙醇溶液加至洗必泰混合物中，搅拌均匀。然后在搅拌下加至上述甘油明胶溶液中，搅拌，趁热灌入已涂有润滑剂的栓模内，冷却，削去模口上的溢出部分，脱模、质检、包装，即得洗必泰栓剂。

【注解】

（1）适应证及用法：本品用于细菌性阴道炎、外阴炎；外用。

（2）洗必泰，白色结晶性粉末，熔点为154～155 ℃，20 ℃时水中的溶解度为 1.9 g/100 mL，溶于乙醇。

（3）冰片，用于目赤肿痛，喉痹口疮，疮疡肿痛，溃后不敛。

（4）制备甘油明胶时，明胶需先用水浸泡使之溶胀变软，才易在加热时熔解，否则无限溶胀时间延长，且含有一些未熔解的明胶小块或颗粒。

（5）甘油明胶多用作阴道栓剂基质，具有弹性，在体温时不熔融，而是缓缓溶于体液中释出药物，故作用持久。制备时应轻轻搅拌，以免胶液中产生不易消除的气泡，使成品含有气泡，影响质量。

（6）控制基质中水分的量，蒸发水分需较长时间，但必须蒸发至处方量，基质中含水量过多则栓剂太软，水量过少则栓剂太硬。

（7）注模时需要注至模口稍有溢出为度，且一次注完，以免发生顶端凹陷。

【质量检查】

（1）性状：淡黄色栓。

（2）重量差异：同"吲哚美辛栓剂"。

（3）融变时限：同"吲哚美辛栓剂"。

（4）鉴别：取本品约1粒，加水10 mL使其溶解，过滤，加重铬酸钾试液2滴，即生成黄色。

（5）检查：应符合栓剂项下有关各项规定（《中国药典》2015年版四部通则 0107）。

（6）含量测定：精密称取本品适量（约相当于醋酸氯己定10 mg）置分液漏斗中，加微温三氯甲烷30 mL，振摇使基质溶解。用1.5 mol/L醋酸溶液提取5次（20 mL、20 mL、15 mL、15 mL、15 mL），合并酸液于100 mL量瓶中，用1.5 mol/L醋酸溶液稀释至刻度，摇匀，精密量取5 mL置50 mL量瓶中，用乙醇稀释至刻度，摇匀，按照紫外-可见分光光度法（《中国药典》2015年版四部通则0401），在260 nm波长处测定吸光度。另取醋酸氯己定对照品约10 mg，精密称定，置100 mL量瓶中，加1.5 mol/L醋酸溶液溶解并稀释至刻度，摇匀。精密量取5 mL，置50 mL量瓶中，用乙醇稀释至刻度，同法测定，计算，即得醋酸氯己定含量。

四、实验结果

1. 按《中国药典》2015年版四部通则0107规定的栓剂项目和指标进行检查，应全部符合要求。

2. 将各项质量检查结果记录于表11-4中，并根据各项质量检查结果进行分析讨论。

表11-4　栓剂各指标测定结果

项目	外观	平均粒重/g	重量差异限度（合格与否）	融变时限/min	含量/g
吲哚美辛栓					
洗必泰栓					

五、思考题

1. 热熔法制备吲哚美辛栓应注意什么？

2. 洗必泰栓剂为何选用甘油明胶基质？

3. 为什么实验中制备栓剂要测定融变时限？

六、附录

融变时限仪操作规程及注意事项

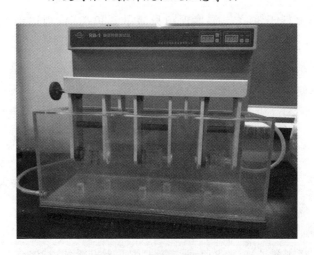

附图11-1　融变时限仪

1. 融变时限仪（如附图11-1所示）操作规程

（1）温度设定

①开机后观察主机面板，时间窗显示为000。

②当水浴温度高于30 ℃时，温度窗口显示实际温度值，当水浴温度低于30 ℃，温度窗口显示30 ℃。利用温度设定键预定温度，通常为37 ℃。按"控温键"加热指示灯亮，水浴即按设定的温度进行控温并保持恒定。

（2）时限选择

①按"时限键"，在温度窗口设置并显示温度"030"，在运行30 min内每间隔10 min，套筒手动翻转1次，此法适用于脂肪性基质的栓剂测试。

②再按"时限键"，在温度窗口设置并显示温度"060"，运行60 min，套筒每隔10 min手动翻转1次，适用于水溶性基质的栓剂。

③再按"时限键"，在温度窗口设置并显示温度"030"，只运行30 min，套筒不翻转，适用于阴道片测试。

（3）测试

①供试品应在室温下放置1 h后使用，拿出3个金属架，将3粒供试品放入金属架的下层圆盘上；双手托起起桥板，将3个金属架装入各自的套筒内，再用双手将桥板平稳放入水箱。

②按"时限键"；设置时间并计时，仪器开始计时并按要求手动翻转，根据《中国药典》2015版四部通则0107的规定判定结果。

2.融变时限仪注意事项

（1）通电后无任何显示，检查220 V电源，保险管（10 A）和电源插座的接触是否良好。

（2）水浴温度低于30 ℃，温度窗口只显示"30 ℃"，当达到30 ℃时才显示实际温度；水箱未注水时严禁开机，否则水泵易损坏。

（3）水循环系统工作不正常，严禁按"控温键"加热，否则会烧坏加热管。

（4）长期不使用，应将水箱内的水放掉。

参考文献

［1］崔福德.药剂学实验指导［M］.3版.北京:人民卫生出版社，2011.

［2］陆彬.药剂学实验［M］.北京:人民卫生出版社，1997.

［3］崔福德.药剂学［M］.7版.北京:人民卫生出版社，2011.

［4］方亮.药剂学［M］.8版.北京:人民卫生出版社，2016.

［5］国家药典委员会.中华人民共和国药典（2015年版）［M］.北京:中国医药科技出版社，2015.

实验十二　流浸膏的制备

一、实验目的

1.掌握浸渍法、渗漉法操作及制备流浸膏的方法。

2.熟悉物料平衡的含义及其在浸出制剂质量控制中的应用。

3.了解流浸膏的质量检查。

二、实验指导

流浸膏（liquid extract）指药材用适宜的溶剂提取，除去部分溶剂，调整浓度至规定标准而制成的液体制剂。除另有规定外，每毫升流浸膏与原药材1 g相当。一般以不同浓度的醇为溶剂，多用渗漉法制备，也可用浸渍法、煎煮法制备。为了改善流浸膏等浸出制剂的澄清度及卫生学标准，除结合药材成分性质进行适宜的净化处理外，也可选用超滤法处理。流浸膏成品至少含20%以上的乙醇，若以水为溶剂的流浸膏，其成品中也需加20%～25%的乙醇作为防腐剂，以利于贮存。

流浸膏与酒剂、酊剂均为含醇浸出制剂，成品均应检查乙醇含量。另外，酒剂与酊剂还要做甲醇含量检查。

渗漉法的工艺流程为：药材粉碎→润湿→装筒→排气→浸渍→渗漉→收集渗漉液。采用渗漉法制备流浸膏时，应先收集药材量85%的初漉液，另器保存；继续渗漉，收集药材量3～4倍的续漉液。续漉液回收乙醇，低温浓缩至稠膏状，与初漉液合并，搅匀，调整至规定的标准，静置24 h以上，滤过，即得。

药材的粉碎度应适宜，以利于有效成分的浸出，若过粗有效成分浸出不完全，过细则渗漉、过滤等处理较困难。装筒前药材应润湿，使其充分膨胀；装筒时应将药粉分次加入，层层铺平，松紧一致；装溶剂时应排除筒内气泡。

药材的浸出过程包括以下阶段：浸润与渗透，解析与溶解，扩散。另外，为了保持较高的细胞内、外溶液浓度差和渗透压差，用新鲜溶剂置换容器内提取溶液，以提高提取效率。

三、实验内容

（一）材料与仪器

1.材料

主要有干姜（粗粉）、桔梗、药用乙醇等。

2.仪器

主要有粉碎机、药筛、天平、烧杯、电热套、渗漉筒、纱布、脱脂棉、铁架台、玻璃棒、木杵、广口磨口瓶、蒸发皿、旋转蒸发仪、气相色谱仪等。

（二）实验部分

1.生姜流浸膏的制备

【处方】

生姜流浸膏处方见表12-1。

表12-1　生姜流浸膏处方

原辅料	用　量
姜(最粗粉)	100 g
乙醇(90%)	适量
共制	100 mL

【制备】

（1）取100 g干姜粗粉，依照渗漉法，用适量90%的乙醇作为溶剂，浸渍24 h后，以1～3 mL/min的速度缓缓渗漉，收集最初的渗漉液85 mL，另外保存。

（2）继续渗漉，速度可适当加快，至渗漉液几乎无色且无姜的香气和辣味，停止渗漉。将续得的全部渗漉液用蒸发装置浓缩至15 mL，加入最初收集的85 mL渗漉液，混合后，用90%乙醇补充到总体积为100 mL，过滤，静置，即得生姜流浸膏。

【注解】

（1）适应证与用法：本品为健胃祛风药；口服。

（2）药材粉碎程度应当适中，通常宜选用粗粉。

（3）湿润药材与浸渍时间常因药材与溶剂种类不同而异，以能充分使药材湿润膨胀为度。

（4）装填渗漉器时，已湿润的药材粉粒不应有黏结的团块，应均匀分布于渗漉器内，并用木杵压平，压力应均匀，松紧适中。

（5）制备流浸膏时，初滤液另器收存，续漉液宜充分浸出有效成分。

（6）渗漉速度应适中，过快时，将影响有效成分的浸出效率，增加溶剂的消耗量。

【质量检查】

（1）性状：棕色液体，有姜香气，味辣。

（2）含醇量：含乙醇量应为72%～80%。按《中国药典》2015年版四部通则0711法检查。

（3）含量测定：精密吸取本品20 mL，置水浴上蒸去乙醇，放冷，加乙醚50 mL，用玻璃棒搅拌，使醚溶性物质溶解，倾取乙醚液，过滤；残液继续用乙醚提取2～3次，每次50 mL，过滤；合并乙醚液，低温回收乙醚，残渣置干燥器中干燥24 h，精密称定，即得供试量中含有醚溶性物质的重量（不得少于4.5%）。

2. 桔梗流浸膏的制备

【处方】

桔梗流浸膏处方见表12-2。

表12-2　桔梗流浸膏处方

原辅料	用　量
桔梗（粗粉）	60 g
乙醇（70%）	适量
共制	60 mL

【制备】

（1）称取60 g桔梗粗粉，按渗滤法制备，浸渍48 h，缓缓渗滤，流速1～3 mL/min，先收集药材总量的85%，另器保存，继续渗滤，待可溶性成分完全滤出。

（2）将第二次收集液在60 ℃以下减压蒸馏，回收乙醇浓缩至糖浆状。

（3）加入初滤液混合后，添加适量70%乙醇使其总体积为60 mL，静置，过滤，即得桔梗流浸膏。

【注解】

（1）适应证及用法：本品适用于支气管炎的治疗；口服。

（2）操作注意事项同生姜流浸膏项下。

【质量检查】

（1）含醇量：含乙醇量应为40%～50%。按《中国药典》2015年版四部通则0711法检查。

（2）物料平衡：编制乙醇的物料平衡，详见附录。

四、实验结果

1. 生姜流浸膏

（1）描述外观性状。

（2）含醇量测定结果，并对测定结果进行分析讨论。

（3）醚溶性物质的重量，并对检查结果进行分析讨论。

2. 桔梗流浸膏

（1）描述外观性状。

（2）含醇量测定结果，并对测定结果进行分析讨论。

（3）根据制备桔梗流浸膏实际消耗乙醇量，回收乙醇量等进行数据记录，编制乙醇的物料平衡表（见表12-3），求出物料损耗百分率。

表12-3　桔梗流浸膏的乙醇物料平衡数据表

消耗记录	用量	折合成95%醇量	获得记录	含醇量	折合成95%醇量
70%乙醇润湿药材			成品流浸膏		
初漉液醇用量			回收乙醇		
渗漉过程醇用量			损耗		
稀释膏体醇用量					
总计醇用量			总计		

五、思考题

1. 流浸膏有含乙醇量的规定，其意义何在？

2. 影响桔梗流浸膏稳定性的因素主要有哪些？简述其稳定化措施。

3. 渗漉法制备流浸膏为何要单独收集85%的初漉液？

六、附录

（一）气相色谱法测定乙醇含量

本法系采用气相色谱法（《中国药典》2015年版四部通则0521、0711）测定各种含乙醇制剂在20℃时乙醇的含量（%，mL/mL）。除另有规定外，按下列方法测定。

毛细管柱法：

（1）色谱条件与系统适用性实验：采用（6%）氰丙基苯基－（94%）二甲基聚硅氧烷为固定液的毛细管柱；起始温度为40℃，维持2 min，以每分钟3℃的速率升温至

65 ℃，再以每分钟 25 ℃的速率升温至 200 ℃，维持 10 min；进样口温度 200 ℃；检测器（FID）温度 220 ℃；采用顶空分流进样，分流比为 1∶1；顶空瓶平衡温度为 85 ℃，平衡时间为 20 min。理论板数按乙醇峰计算应不低于 10 000，乙醇峰与正丙醇峰的分离度应大于 2.0。

（2）校正因子测定：精密量取恒温至 20 ℃的无水乙醇 5 mL，平行取两份，置 100 mL 量瓶中，精密加入恒温至 20 ℃的正丙醇（内标物质>5 mL），用水稀释至刻度，摇匀，精密量取该溶液 1 mL，置 100 mL 量瓶中，用水稀释至刻度，摇匀（必要时可进一步稀释），作为对照品溶液。精密量取 3 mL，置 10 mL 顶空进样瓶中，密封，顶空进样，每份对照品溶液进样 3 次，测定峰面积，计算平均校正因子，所得校正因子的相对标准偏差不得大于 2.0%。

（3）测定法：精密量取恒温至 20 ℃的供试品适量（相当于乙醇约 5 mL），置 100 mL 量瓶中，精密加入恒温至 20 ℃的正丙醇 5 mL，用水稀释至刻度，摇匀，精密量取该溶液 1 mL，置 100 mL 量瓶中，用水稀释至刻度，摇匀（必要时可进一步稀释），作为供试品溶液。精密量取 3 mL，置 10 mL 顶空进样瓶中，密封，顶空进样，测定峰面积，按内标法以峰面积计算，即得。

（二）乙醇物料平衡

在流浸膏制备当中，可以计算用了多少溶剂，制成流浸膏后收回了多少溶剂（一般指醇而言），加之流浸膏中的醇含量，即得醇的物料平衡。

理论上醇的总用量与消耗量是相等的，但实际上消费醇的量与制成产品含醇量以及收回醇的量是不等的。这是因为在实际工作中有消耗的缘故，所以物料平衡是用下式表示的。

$$g = g_1 + g_2 + g_3$$

式中：g 为醇的总用量，g_1 为制成产品的含醇量，g_2 为收回醇的量，g_3 为生产过程中醇的损耗量。在编制物料平衡表时，醇必须要折合成 95% 乙醇的重量来计算。

参考文献

［1］崔福德. 药剂学实验指导［M］. 3 版. 北京：人民卫生出版社，2011.
［2］陆彬. 药剂学实验［M］. 北京：人民卫生出版社，1997.
［3］崔福德. 药剂学［M］. 7 版. 北京：人民卫生出版社，2011.
［4］方亮. 药剂学［M］. 8 版. 北京：人民卫生出版社，2016.
［5］国家药典委员会. 中华人民共和国药典（2015 年版）［M］. 北京：中国医药科技出版社，2015.

实验十三　缓控释制剂的制备

一、实验目的

1. 熟悉缓控释制剂的基本原理与设计方法。
2. 掌握溶蚀性和亲水凝胶骨架缓释片的制备方法。
3. 熟悉缓释片释放度的测定方法。

二、实验指导

缓控释制剂（sustained & controlled release preparations）指用药后能在较长时间内持续释放药物以达到长效作用的制剂。口服缓控释制剂可分为缓释制剂和控释制剂，前者释药过程符合一级动力学（或 Higuch 等其他方程），后者符合零级动力学方程。缓控释制剂与相应的普通制剂相比，用药次数少，作用时间延长，可降低给药后血药浓度的峰谷比，从而降低药物的毒副作用。口服缓控释制剂在人体胃肠道的转运时间一般可维持 $8 \sim 12 \, h$，根据药物用量及药物的药动学性质，其作用可达 $12 \sim 24 \, h$，患者 1 天口服 $1 \sim 2$ 次。

缓控释制剂有多种形式，但概括起来主要有贮库型和骨架型两大类型，其中骨架型缓释制剂根据使用的骨架材料不同，又可分为不溶性骨架、溶蚀性骨架和亲水凝胶骨架制剂。

不溶性骨架片系采用不溶于水的骨架材料，如乙基纤维素、丙烯酸树脂等制备，药物在不溶性骨架中以扩散方式释放，释放通常不完全。

溶蚀性骨架片系采用不溶于水但可溶蚀的巴西棕榈蜡、硬脂醇、硬脂酸、氢化蓖麻油、聚乙二醇单硬脂酸酯等蜡质材料制成。骨架材料可在体液中逐渐溶蚀、水解，药物从制剂表面的磨蚀、分散过程中释放。

亲水凝胶骨架片的骨架材料有甲基纤维素、羧甲纤维素钠、羟丙甲纤维素、PVP、卡波普、海藻酸盐、壳多糖等。这些材料遇水形成水凝胶层，随着凝胶层继续水化，骨架膨胀，药物可通过水凝胶层扩散释出，在释药过程中水分向片芯渗透，骨架材料逐渐水化并溶蚀/溶解，药物完全释放。

由于缓控释制剂中含药物量较普通制剂多，制剂工艺也较复杂。为了获得可靠的治疗效果，又可避免突释引起毒副作用的危险性，需制定出适宜的体外药物释放度实验方法，以监测制剂的生产过程及对产品进行质量控制。除另有规定外，缓释制剂的体外药物释放度测定可采用溶出仪，温度控制在 37 ℃ ± 0.5 ℃。释放介质根据药物的溶解特性、处方要求以及吸收部位选择，使用稀盐酸或磷酸盐缓冲液，对难溶性药物可加少量表面活性剂（如十二烷基硫酸钠），也可采用新鲜的蒸馏水。

按《中国药典》2015 年版规定，体外释放实验应能反映受试制剂释药速率的变化特征，且能满足统计学处理的需要，释药全过程的时间不应短于给药间隔，且累积释放率要求在 90% 以上。制剂质量研究中，应制作累积释放率-时间的释药速率曲线图，制定出合理的取样时间点。除另有规定外，从释药速率曲线图中一般至少选出 3 个取样点作为药物释放度评价的标准。3 个取样点分别用来考察是否有突释、释药特性、释药是否完全；第一个时间点一般在 0.5～2 h，第二个时间点为给药间隔的中间时间，第三个时间点为一个给药间隔。

三、实验内容

（一）实验材料与仪器

1. 材料

主要有茶碱、硬脂醇、羟丙甲纤维素、乳糖、乙醇、硬脂酸镁等。

2. 仪器

主要有分析天平、药筛（80～100 目、16～18 目）、蒸发皿、烘箱、水浴锅、研钵、单冲压片机、溶出仪、紫外-可见分光光度计等。

（二）实验部分

1. 茶碱溶蚀性骨架片的制备

【处方】

茶碱溶蚀性骨架片处方见表 13-1。

表 13-1　茶碱溶蚀性骨架片处方

原辅料	用量
茶碱	10 g
硬脂醇	1 g
羟丙甲纤维素	0.1 g
硬脂酸镁	0.13 g
制成	100 片

【制备】

（1）取 10 g 茶碱过 80～100 目筛，另将 1 g 硬脂醇置于蒸发皿中，于 80 ℃水浴上加热熔融，加入茶碱搅匀，冷却，置研钵中研碎。

（2）加 0.1 g 羟丙甲纤维素胶浆（以 80%乙醇 3 mL 制得）置于（1）中，制成软材（若胶浆量不足，可再加 80%乙醇适量），过 16～18 目筛制粒。

（3）于 30～40 ℃干燥，过 16～18 目筛整粒，称重，加入硬脂酸镁，混匀。

（4）调节片重，压片即得茶碱溶蚀性骨架片，每片含茶碱 100 mg。

【注解】

（1）适应证及用法：适用于支气管哮喘、喘息型支气管炎、阻塞性肺气肿等症状；也可用于心源性肺水肿引起的哮喘。口服，1 日 2 次。

（2）硬脂醇属于长链脂肪醇类，不溶于水，可微溶于氯仿、醇、醚、丙酮等有机溶剂，有微毒性，对眼、皮肤有轻微刺激作用。

（3）制软材时，使之达到握之成团，轻压即散的程度为最佳。

【质量检查】

（1）外观：白色片剂。

（2）片重差异：按《中国药典》2015 年版四部通则 0101 检查方法进行，并符合规定。

（3）脆碎度：按《中国药典》2015 年版四部通则 0923 检查方法进行，并符合规定。

（4）崩解度：按《中国药典》2015 年版四部通则 0921 检查方法进行，并符合规定。

（5）硬度：一般应在 5～7 kg。

（6）释放度：

①标准曲线的制作：精密称取茶碱对照品约 20 mg，置于 100 mL 量瓶中，加 0.1 mol/L 盐酸溶液溶解，并稀释至刻度。精密吸取此液 10 mL，置于 50 mL 量瓶中，加 0.1 mol/L 盐酸溶液至刻度。取溶液 0.5 mL、1.0 mL、2.0 mL、5.0 mL、7.5 mL、10 mL，分别置于 25 mL 容量瓶中，加 0.1 mol/L 盐酸溶液至刻度。按照分光光度法，在 270 nm 波长处测定吸收度，对溶液浓度与吸收度进行回归分析，得到标准曲线回归方程。

②释放度实验：取制得的茶碱溶蚀性骨架缓释片各 6 片，按照《中国药典》2015 年版四部通则 0931 溶出度与释放度测定法规定，采用溶出度测定法第一法（转篮法）的装置，以 0.1 mol/L 盐酸溶液 900 mL 为溶剂，温度 37 ℃±0.5 ℃，转速为 50 r/min。依溶出仪说明书操作，分别于 1 h、2 h、3 h、4 h、5 h、6 h、12 h 各取释放液 3 mL，并及时在溶出杯中补充相同温度的释放介质 3 mL；用 0.45 μm 微孔滤膜过滤样品，取续滤液 1 mL 置 10 mL 量瓶中，加 0.1 mol/L 盐酸溶液至刻度，摇匀，按照分光光度法，在 270 nm 波长处测定吸收度，并计算各取样时间点释放液中茶碱浓度和累积释放量。

2.茶碱亲水凝胶骨架片的制备

【处方】

茶碱亲水凝胶骨架片处方见表13-2。

表13-2　茶碱亲水凝胶骨架片处方

原辅料	用　量
茶碱	10.0 g
羟丙甲纤维素	4.0 g
乳糖	5.0 g
80%乙醇	适量
硬脂酸镁	0.23 g
制成	100 片

【制备】

（1）将10.0 g茶碱、5.0 g乳糖分别过80～100目筛，4.0 g羟丙甲纤维素过80～100目筛，混合均匀，加80%乙醇溶液制成软材，过16～18目筛制粒。

（2）于50～60 ℃干燥，过16～18目筛，整粒，加入0.23 g硬脂酸镁混匀。

（3）调节片重，压片即得茶碱亲水凝胶骨架片，每片含茶碱100 mg。

【注解】

（1）适应证及用法：本品适用于支气管哮喘、喘息性支气管炎、阻塞性肺气肿等症状；也可用于心源性肺水肿引起的哮喘。口服，1日2次。

（2）选用亲水凝胶骨架材料时，遇水会形成凝胶层，随着凝胶层继续水化，骨架膨胀，凝胶层增厚，药物释放速率减慢。由于茶碱为水溶性较小的药物，为调节其释放速率，加入乳糖作为致孔剂，在一定程度上促进水分渗入片芯，加快药物释放速率。

【质量检查】

（1）外观：白色片剂。

（2）片重差异：按《中国药典》2015年版四部通则0101检查方法进行，并符合规定。

（3）脆碎度：按《中国药典》2015年版四部通则0923检查方法进行，并符合规定。

（4）崩解度：按《中国药典》2015年版四部通则0921检查方法进行，并符合规定。

（5）硬度：一般应在5～7 kg。

（6）释放度：同"茶碱溶蚀性骨架片"项下。

四、实验结果

1. 按《中国药典》2015年版四部通则0101、0923与0921规定的项目与指标进行检查,应全部符合要求。

2. 根据标准曲线求得各取样时间释放液中的药物浓度,计算各时间的累积释放量,除以每片的药物含量(标示量),即得各取样时间药物的累积释放率,填于表13-3中。

表13-3　茶碱缓释片的释放度实验结果

释放度	取样时间/h													
	溶蚀性骨架片							亲水凝胶骨架片						
	1	2	3	4	5	6	12	1	2	3	4	5	6	12
吸光度														
药物浓度/$\mu g \cdot mL^{-1}$														
累积释放量/μg														
累积释放率/%														

以累积释放率为纵坐标,时间为横坐标,绘制药物累积释放率-时间曲线图。根据不同处方茶碱缓释片的释放曲线,进行分析讨论。

注:茶碱缓释片的释放度标准为每片在2 h、6 h与12 h的累积释放率应分别为20%～40%,40%～65%和70%以上。比较本实验压制的茶碱缓释片的累积释放率,做出评价。

五、思考题

1. 设计口服缓释制剂时主要考虑哪些影响因素?
2. 缓控释制剂的释放度实验有何意义?

六、附录

(一) 溶出度的测定方法

《中国药典》2015年版四部通则0931(溶出度与释放度测定法)规定了溶出度的测定方法。溶出度测定使用的溶出仪(如附图13-1所示),具体测定方法有转篮法(第一法)、桨法(第二法)、小杯法(第三法)、桨碟法(第四法)和转筒法(第五法)。释放度测定方法常采用第一法和第二法。

1. 转篮法(第一法)

(1) 转篮:分篮体与篮轴两部分,均为不锈钢或其他惰性材料制成。其形状尺寸如附图13-2所示。篮体A由方孔筛网制成,呈圆柱形,篮轴B的末端连一圆盘,作为转篮的盖;盖上有一通气孔(孔径2.0 mm ± 0.5 mm);盖边系两层,上层直径与转篮外径相同,下层直径与转篮内径相同;盖上的3个弹簧片与中心呈120°角。

(2) 溶出杯:一般由硬质玻璃或其他惰性材料制成的底部为半球形的1000 mL杯状

容器，内径为102 mm ± 4 mm，高为185 mm ± 25 mm；溶出杯配有适宜的盖子，盖上有适当的孔，中心孔为篮轴的位置，其他孔供取样或测量温度用。溶出杯置恒温水浴或其他适当的加热装置中。

（3）电动机与篮轴相连，由速度调节装置控制电动机的转速，使篮轴的转速在各品种项下规定转速的±4%范围之内。转速可任意调节在50～200 r/min，缓控释制剂释放度实验一般采用100 r/min。运转时整套装置应保持平稳，均不能产生明显的晃动或振动。

（4）仪器一般配有6套以上测定装置。操作容器为1000 mL的圆底烧杯，外套水浴温度应能使容器内溶出介质的温度保持在37 ℃ ±0.5 ℃。测定时，除另有规定外，量取经脱气处理的溶出介质900 mL，注入每个操作容器内，加温使溶出介质温度保持在37 ℃ ± 0.5 ℃。取供试品6片分别投入6个转篮内，将转篮降入容器中，立即开始计时，至少采用3个时间取样。在规定取样时间点，吸取溶液适量，立即经0.8 μm微孔滤膜滤过，取样至滤过应在30 s内完成，并及时补充所耗的溶出介质。取滤液，按照各药品项下规定的方法测定，算出每片（个）的释放量，按照《中国药典》2015年版四部通则0931规定进行结果判断。

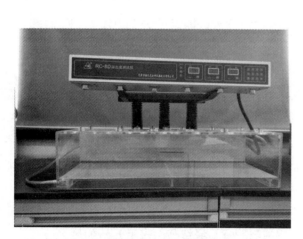

附图13-1　溶出仪装置

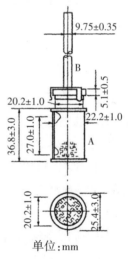

单位：mm

附图13-2　转篮装置

2.桨法（第二法）

除将仪器装置中转篮换成搅拌桨外（如附图13-3所示），其他装置和要求与第一法相同。搅拌桨由不锈钢金属材料制成，旋转时摆动幅度不得超过±0.5 mm，取样点应在桨叶上端距液面中间离烧杯壁10 mm处，缓控释制剂释放度实验时搅拌桨转速一般采用50 r/min，按照各药品项下规定的方法测定，并按照《中国药典》2015年版四部通则0931相关规定进行结果判断。

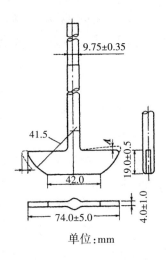

单位：mm

附图 13-3　搅拌桨装置

（二）溶出仪（第一法）操作规程及注意事项

（1）加水至水浴容器的红线处。打开电源，容器内的水会自动循环；如果水不循环，则用洗耳球在水管一侧吸几次，即可循环；容器内的水长时间不循环，会导致加热装置损坏。打开电源时，数显窗口显示默认参数，即温度为 37 ℃，转速为 100 r/min，时间为 45 min。

（2）按"预置/实时"键，温度窗口显示实时温度。按"复位"键，按"定时"键，时间窗口显示 001，请输入第一个取样时间点(输入 005，表示 5 min 后取样)，之后窗口显示 002，输入第二个取样时间距离第一个取样时间的间隔时间（输入 005，表示 10 min 后取样），窗口显示 003，再输入第三个取样时间距离第二个取样时间的间隔时间（输入 010，表示 20 min 后取样），最多输入 6 个时间间隔。最后一个时间间隔输完后，时间窗口显示第一个取样时间（显示 005）。

（3）最后一个时间间隔输完后，时间窗口显示第一个取样时间。立即按"预置/实时"键，温度窗口显示实时温度，按"控温"键，绿灯亮，表示开始加热。

（4）等温度窗口显示 37.0 ℃（绿灯亮），仪器安装到位，将样品放入转篮，按操作板最左侧"向下"箭头，待转篮浸入溶出介质，按"转动"键（绿灯亮），"定时"键（绿灯亮），开始倒计时。待听到蜂鸣声，开始取样。蜂鸣声停止后，时间窗口自动跳转到第二个时间间隔值。以此类推，直到结束。

（5）仪器安装主要包括溶出杯的固定、篮轴的固定位置、转篮的安装，详见具体企业提供的说明书。

参考文献

［1］ 崔福德.药剂学实验指导［M］.3版.北京:人民卫生出版社，2011.

［2］ 陆彬.药剂学实验［M］.北京:人民卫生出版社，1997.

［3］ 崔福德.药剂学［M］.7版.北京:人民卫生出版社，2011.

［4］ 方亮.药剂学［M］.8版.北京:人民卫生出版社，2016.

［5］ 国家药典委员会.中华人民共和国药典（2015年版）［M］.北京:中国医药科技出版社，2015.

实验十四　包合物的制备

一、实验目的

1. 掌握饱和水溶液法制备包合物的工艺。
2. 熟悉包合物是否形成的验证方法。
3. 了解计算包合物收率及包合物含油率的方法。

二、实验指导

包合物（inclusion complex）指一种分子被包嵌于另一种分子的空穴结构内形成的复合物；包合材料（主分子，host molecules）具有较大的空穴结构，足以将药物（客分子，guest molecules）容纳在内，形成分子囊。

药物制备成包合物，可使药物溶解度增大、稳定性提高，还可使液态药物粉末化，防止挥发性成分挥发，掩盖药物不良气味或味道，调节药物释放速率，提高生物利用度，降低毒副作用等优点。目前常用的包合材料为环糊精（cyclodextrin，CD），常见的有 α-CD，β-CD，γ-CD 3 种类型，它们各自的理化参数见表 14-1。

表 14-1　CD 三种亚型的理化参数表

项　目	α-CD	β-CD	γ-CD
葡萄糖单体数	6	7	8
分子量	972	1135	1297
空穴内径/nm	0.47～0.53	0.60～0.65	0.75～0.83
空穴外径/nm	1.46	1.54	1.75
空穴深度/nm	0.79	0.79	0.79
$[\alpha]^{25}_{D}(H_2O)$	+150.5°	+162.5°	+177.4°
溶解度(20 ℃)/g/L	145	18.5	232
结晶形状(水)	针状	棱柱状	棱柱状

包合物的制备方法有饱和水溶液法、研磨法、冷冻干燥法、喷雾干燥法等。其中以饱和水溶液法最为常见。其中β-CD的空穴内径为0.60~0.65 nm，20 ℃水中的溶解度为18.5 g/L。随着温度升高，溶解度增大，在40 ℃、60 ℃、80 ℃、100 ℃时的溶解度分别为37g/L、80g/L、183 g/L和256 g/L。因此，可在高于室温的主分子饱和溶液中，加入客分子，搅拌混合，高度分散后，混合液再降至室温或更低温度，客分子围困在主分子的空穴中，包合物从水中析出，分离得到包合物。

包合物能否形成及是否稳定，主要取决于包材和药物的空间结构、极性。药物分子必须同环糊精空穴的形状、大小相适应（有机药物还应符合下列必要条件之一：分子中原子数大于5；如具有稠环，稠环数应小于5；分子量100~400之间；在水中的溶解度小于10 g/L；熔点低于250 ℃。无机物大多不宜用环糊精包合）。

包合物的稳定性主要取决于两组分间的范德华力。包合物中主分子和客分子的比例一般为非化学计量，因为主分子的空穴可以仅被部分客分子占据，空穴数仅决定客分子的最大填入量，只要客分子不超过最大填入量，主、客分子之比可以变动。

包合物的质量检查：包合物收率、含油率及油的收率。计算公式如下：

$$包合物收率 = \frac{包合物实际量(g)}{投入的环糊精量(g) + 投药量(g)} \times 100\%$$

$$含油率 = \frac{包合物实际含油量(g)}{包合物量(g)} \times 100\%$$

$$油的收率 = \frac{包合物实际含油量(mL)}{投油量(mL)} \times 100\%$$

包合物的验证方法有薄层层析法（TLC）、红外光谱法、差示热分析（DTA）或差示扫描量热法（DSC）等。图14-1和图14-2为TLC和DTA示意图。

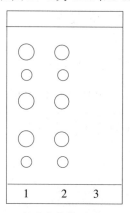

1. 油对照品　2. 包合物超声处理　3. 环糊精

图14-1　薄层层析色谱图

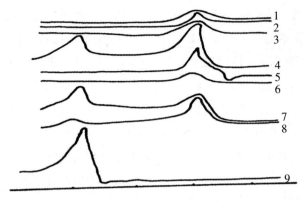

1.1∶1包合物　2.2∶1包合物　3.4∶1包合物　4.4∶1混合物　5.6∶1包合物　6.8∶1包合物　7.8∶1混合物　8.β-CYD　9.陈皮挥发油

图14-2　差示热分析曲线

三、实验内容

（一）材料与仪器

1.材料

主要有陈皮、薄荷油、β-环糊精、无水乙醇、无水硫酸钠、石油醚、乙酸乙酯、1%香荚兰醛浓硫酸溶液等。

2.仪器

主要有分析天平、圆底烧瓶、量筒、烧杯、恒温磁力搅拌器、抽滤泵、薄层板、层析缸等。

（二）实验部分

1.陈皮挥发油-β-环糊精包合物的制备

【处方】

陈皮挥发油-β-环糊精包合物处方见表14-2。

表14-2　陈皮挥发油-β-环糊精包合物处方

原辅料	用　量
陈皮	120 g
无水乙醇	10 mL
环糊精	16 g
蒸馏水	1200 mL

【制备】

（1）陈皮挥发油的制备：取陈皮粗粉120 g，加入10倍量的蒸馏水，经挥发油提取器提取2.5 h，收集挥发油，测定器中淡黄色浑浊液体用无水硫酸钠脱水后，得淡黄色油状澄明液体，即得陈皮挥发油，备用。

（2）陈皮挥发油乙醇溶液的制备：量取陈皮挥发油 2 mL（约 1.75 g），加无水乙醇 10 mL 溶解，即得，备用。

（3）β-环糊精饱和水溶液的制备：称取 β-环糊精 16 g，加蒸馏水 200 mL，在 60 ℃ 制成饱和水溶液，保温，备用。

（4）陈皮挥发油环糊精包合物的制备：分别量取陈皮挥发油乙醇溶液 10 mL 与 β-环糊精饱和水溶液 200 mL，将环糊精饱和水溶液置圆底烧瓶或烧杯中，60 ℃ 恒温搅拌，将陈皮挥发油的乙醇溶液缓缓滴入 β-环糊精饱和水溶液中，待出现白色沉淀时，继续搅拌至室温，最后用冰浴冷却，待沉淀析出完全后，抽滤至干，用无水乙醇洗涤至表面无油渍为止。50 ℃ 以下干燥，称重，计算包合物收率。

（5）薄层色谱法验证包合物的形成：

①样品的制备：取陈皮挥发油-β-环糊精包合物 0.5 g，加无水乙醇 2 mL 溶解，过滤，滤液为样品 a；取陈皮挥发油两滴，加无水乙醇 2 mL 溶解，为样品 b；取 0.5 g β-环糊精，溶于 2 mL 无水乙醇，为样品 c；取陈皮挥发油-β-环糊精包合物 0.5 g，加无水乙醇 2 mL，于 70% 功率下超声 2 min，过滤，滤液为样品 d。

②展开条件：取样品 a、b、c、d 各 10 μL，点于同一硅胶板上，用正己烷-三氯甲烷（40∶1，mL/mL）为展开剂，展开前密闭层析缸，使层析缸里的展开剂达到饱和状态，之后上行展开，取出、晾干，用 1% 香荚兰醛浓硫酸溶液喷雾后，烘干显色。

（6）包合物含油率和油的收率测定。

①精密量取陈皮挥发油 0.4 mL，置圆底烧瓶中，加蒸馏水 40 mL，用挥发油测定法提取陈皮挥发油并计量。

②称取相当于 0.4 mL 陈皮挥发油的包合物置圆底烧瓶中，加蒸馏水 40 mL，用挥发油测定法提取陈皮挥发油并计量。

挥发油测定法参照《中国药典》2015 年版四部通则 2204，根据①、②测定结果计算含油率和油的收率。

【注解】

（1）自制挥发油一定要脱水，才能得澄明油状液体。

（2）β-环糊精饱和水溶液要保温于 60 ℃，否则不能得到澄清水溶液。

（3）包合制备过程中，包合温度应控制在 60 ℃±1 ℃，搅拌时间应充分，否则会影响收率。

（4）TLC 法验证时，样品量应适当，且待乙醇挥发完全后再展开，否则容易造成拖尾。

（5）香草醛浓硫酸使挥发油结构中的羧基脱水，增加双键结构，再经双键位移、双分子缩合等反应生成共轭双键系统，在酸作用下可形成阳碳离子盐而显色。

【质量检查】

（1）性状：白色干粉，略有陈皮味。

（2）鉴别：样品a不显色，样品b显示陈皮挥发油的特征斑点，样品c不显色，样品d显示陈皮挥发油的特征斑点，但颜色略淡。

（3）收率：按照上式公式计算含油率、油的收率、包合物的收率。

2. 薄荷油-β-环糊精包合物的制备

【处方】

薄荷油-β-环糊精包合物处方见表14-3。

表14-3　薄荷油-β-环糊精包合物处方

原辅料	用　量
薄荷油	1 mL
无水乙醇	2 mL
β-环糊精	4 g
蒸馏水	50 mL

【制备】

（1）β-环糊精饱和水溶液的制备：称取β-环糊精4 g，置100 mL带塞瓶中，加蒸馏水50 mL，加热60 ℃溶解，即得β-环糊精饱和水溶液，备用。

（2）薄荷油-β-环糊精包合物的制备：量取薄荷油1 mL，溶于5～10 mL无水乙醇，缓慢逐滴加到60 ℃的β-环糊精饱和水溶液中，待出现浑浊并逐渐有白色沉淀析出，不断搅拌2.5 h，之后停止加热，继续搅拌至室温，抽滤至干，用无水乙醇洗涤3次至表面无油渍为止，即得。将包合物置干燥器中干燥，称重，计算包合物收率。

（3）薄层色谱法验证包合物的形成：

①样品的制备：取薄荷油-β-环糊精包合物0.5 g，加无水乙醇2 mL溶解，过滤，滤液为样品a；取薄荷油两滴，加无水乙醇2 mL溶解，为样品b；取0.5 g β-环糊精，溶于2 mL无水乙醇，为样品c；取薄荷油-β-环糊精包合物0.5 g，加无水乙醇2 mL于70%功率下超声2 min，过滤，滤液为样品d。

②TLC展开条件：取样品a、b、c、d各10 μL，点于同一硅胶板上，用石油醚-乙酸乙酯（1∶19，mL/mL）为展开剂，展开前密闭层析缸使层析缸里的展开剂达到饱和状态，上行展开，用1%香荚兰醛浓硫酸溶液喷雾后，烘干显色。

（4）包合物含油率和油的收率测定：

①精密量取薄荷油0.4 mL，置圆底烧瓶中，加蒸馏水40 mL，用挥发油测定法提取薄荷油并计量。

②称取相当于0.4 mL薄荷油的包合物置圆底烧瓶中，加蒸馏水40 mL，用挥发油测

定法提取薄荷油并计量。

挥发油测定法参照《中国药典》2015年版四部通则2204，根据①、②测定结果，计算含油率和油的收率。

【注解】

同"陈皮挥发油-β-环糊精包合物"项下。

【质量检查】

同"陈皮挥发油-β-环糊精包合物"项下。

四、实验结果

1. 描述各包合物的性状。

2. 绘制TLC图，说明包合物形成与否，并结合包合理论进行分析。

3. 将各包合物的含油率、油的收率及包合物收率填入表14-4中，分析讨论包合物质量情况。

表14-4　包合物的含油率、油的收率及包合物的收率

样　品	含油率/%	油的收率/%	包合物的收率/%
陈皮油挥发包合物			
薄荷油挥发包合物			

五、思考题

1. 包合物制备的关键环节有哪些？

2. 本实验为什么选用β-环糊精为主分子？它有何特点？

3. 除了TLC与DTA以外，还有哪些方法可用于包合物的鉴别？

六、附件

挥发油测定法

仪器装置如附图14-1所示。A为1000 mL（或500 mL、2000 mL）的硬质圆底烧瓶，上接挥发油测定器B，B的上端连接回流冷凝管C。以上各部均用玻璃磨口连接。测定器B应具有0.1 mL的刻度。全部仪器应充分洗净，并检查接合部分是否严密，以防挥发油逸出。

测定法：

（1）甲法：本法适用于测定挥发油。取供试品适量（相当于含挥发油0.5～1.0 mL），称定重量（准确至0.01 g），置烧瓶中，加水300～500 mL（或适量）与玻璃珠数粒，振

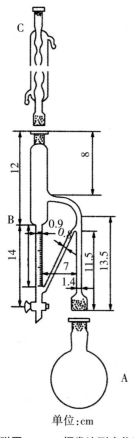

单位:cm

附图 14-1　挥发油测定仪装置

摇混合后，连接挥发油测定器与回流冷凝管。自冷凝管上端加水至充满挥发油测定器的刻度部分，并溢流入烧瓶时为止。置电热套中或用其他适宜方法缓缓加热至沸，并保持微沸约 5 h，至测定器中油量不再增加，停止加热，放置片刻。开启测定器下端的活塞，将水缓缓放出至油层上端到达刻度 0 线上面 5 mm 处为止。放置 1 h 以上，再开启活塞使油层下降至其上端恰与刻度 0 线平齐，读取挥发油量，并计算供试品中挥发油的含量（％）。

（2）乙法：本法适用于测定相对密度在 1.0 以上的挥发油。取水约 300 mL 与玻璃珠数粒，置烧瓶中，连接挥发油测定器。自测定器上端加水充满至刻度部分，并溢流入烧瓶时为止，再用移液管加入二甲苯 1 mL，然后连接回流冷凝管。将烧瓶内容物加热至沸腾，并继续蒸馏，其速度以保持冷凝管的中部呈冷却状态为度。30 min 后，停止加热，放置 15 min 以上，读取二甲苯的容积。然后按照甲法自"取供试品适量"起，依法测定，自油层量中减去二甲苯量，即为挥发油量，再计算供试品中挥发油的含量（％）。

注：装置中挥发油测定器的支管分岔处应与基准线平行。

参考文献

［1］ 崔福德.药剂学实验指导［M］.3 版.北京:人民卫生出版社,2011.

［2］ 陆彬.药剂学实验［M］.北京:人民卫生出版社,1997.

［3］ 崔福德.药剂学［M］.7 版.北京:人民卫生出版社,2011.

［4］ 方亮.药剂学［M］.8 版.北京:人民卫生出版社,2016.

［5］ 国家药典委员会.中华人民共和国药典（2015 年版）［M］.北京:中国医药科技出版社,2015.

实验十五　微囊的制备

一、实验目的

1. 掌握微囊制备的复凝聚法工艺及原理。
2. 熟悉微囊形成的条件及影响微囊形成的因素。
3. 了解光学显微镜观察微囊形态的方法。

二、实验指导

微囊（microcapsule）指利用天然、半合成或合成的高分子材料（囊材），将固体或液体药物（囊心物）包裹而成的、直径一般为1～250 μm的药库型胶囊。药物制成微囊后，具有缓释、提高药物稳定性、掩盖不良口味、降低胃肠道副反应、减少复方的配伍禁忌、改善药物的流动性与可压性、液态药物固态化等特点。

天然高分子囊材主要有明胶、阿拉伯胶、海藻酸盐、壳聚糖等，半合成高分子囊材主要有羧甲纤维素盐、乙基纤维素、甲基纤维素等，合成高分子囊材主要有聚乳酸、丙交酯-乙交酯共聚物等。

微囊的制备工艺包括物理化学法（单凝聚法、复凝聚法、液中干燥法、改变溶剂法、改变温度法）；物理机械法（喷雾干燥法、多孔离心法、空气悬浮法、锅包衣法）；化学法（界面缩聚法、辐射交联法）。通常可按囊心物、囊材的性质、设备、微囊体积等要求选用不同的制备方法。

实验室常采用物理化学法中的凝聚工艺制备微囊，该法在液相中进行，药物与材料在一定条件下形成微囊析出。微囊化步骤大体可分4步，即囊心物的分散、囊材的加入、囊材的沉积和囊材的固化。如图15-1所示。

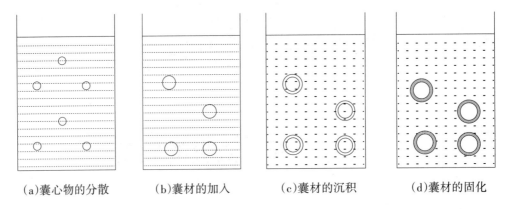

| (a)囊心物的分散 | (b)囊材的加入 | (c)囊材的沉积 | (d)囊材的固化 |

图15-1　液相中微囊化示意图

复凝聚法是利用一些亲水胶体带有电荷的性质，当两种或两种以上带相反电荷的胶体溶液混合时，因电荷中和而凝聚成囊。

本实验采用水作为介质的复凝聚工艺，操作简易、重现性好，为难溶性药物微囊化的经典方法。以难溶性药物为囊心物，明胶-阿拉伯胶为囊材，将溶液pH值调至明胶等电点以下使之带正电，此时阿拉伯胶带负电，由于电荷互相吸引交联，形成正、负离子复合物，在水中的溶解度降低而凝聚成囊，再加水稀释，甲醛交联固化，洗去甲醛，即得球形或类球形微囊。

明胶系蛋白质，分子链上含有—COOH和—NH$_2$，其水溶液中含有相应的解离基团—COO$^-$和—NH$_3^+$，但其含正、负离子的多少受介质pH的影响，明胶在pH 4~4.5时，其正电荷量多于负电荷量，此时带正电荷。阿拉伯胶为多聚糖，分子链上含有—COOH和—COO$^-$，水溶液中带有负电荷。因此，在明胶与阿拉伯胶混合的水溶液中，调节pH在明胶的等电点以下，明胶与阿拉伯胶因电荷相反而中和形成复合物，水中溶解度降低，在搅拌条件下，自体系中凝聚成囊而析出。这种凝聚是可逆的，一旦解除形成凝聚的条件，就可解除凝聚，使形成的微囊消失。在实验过程中可利用这种可逆性使凝聚过程多次反复，直到形成球形度和粒径满意的微囊为止。最后，在pH 8~9条件下，加入甲醛与明胶进行交联反应，使囊膜成网状结构，微囊固化后，较长久地保持囊球形，不粘连、不凝结，成为不可逆的微囊。若药物在碱性环境中不稳定，固化阶段可用25%戊二醛或丙酮醛在中性介质中替代甲醛，使囊膜交联完全。

微囊的质量评价包括形态、粒径分布、药物含量、载药量与包封率、释药速率、有机溶剂残留量等。

三、实验内容

（一）材料与仪器

1.材料

主要有液状石蜡、A型明胶、阿拉伯胶、36%~37%甲醛溶液、20%氢氧化钠、

10%醋酸溶液等。

2. 仪器

主要有分析天平、烧杯（200 mL、1000 mL）、量筒、pH测定仪、显微镜、组织捣碎机、抽滤装置，粒度分析仪等。

（二）实验部分

1. 液状石蜡微囊的制备

【处方】

液状石蜡微囊处方见表15-1。

表15-1 液状石蜡微囊处方

原辅料	用 量
液状石蜡(模型药物)	4 mL
明胶	3 g
阿拉伯胶	3 g
10%醋酸溶液	适量
20%氢氧化钠	适量
36%~37%甲醛溶液	2.5 mL
蒸馏水	适量

【制备】

（1）明胶溶液的配制：将处方量明胶用适量水浸泡溶胀至溶解（必要时加热），加水至60 mL，搅匀，50 ℃保温备用。

（2）阿拉伯胶溶液的配制：于烧杯中放适量水，将处方量阿拉伯胶粉末撒于液面，待粉末润湿下沉后，搅拌溶解，加水至60 mL，搅匀，50 ℃保温备用。

（3）液状石蜡乳状液的制备：液状石蜡4 mL，与5%阿拉伯胶溶液60 mL一起置于组织捣碎机中乳化1 min，转移至烧杯中加入5%明胶溶液60 mL，缓缓细流加入，混匀，即得（乳状液，显微镜观察）。

（4）液状石蜡微囊的制备：上述液状石蜡乳状液在50 ℃恒温条件下不断搅拌，加入10%醋酸溶液，使体系pH调至4.0为止（凝聚囊，显微镜观察）。将约30 ℃的去离子水240 mL（约为成囊系统体积的2倍）在搅拌下加入体系，并置于冰浴环境下继续搅拌（沉降囊，显微镜观察）。待体系温度低于10 ℃以下时，缓缓加入36%甲醛溶液2.5 mL，继续搅拌15~30 min，用20%氢氧化钠调节pH至8~9，继续搅拌1~2 h，静置至微囊沉降完全（固化囊，显微镜观察）。倾去上清液，过滤，微囊用水洗至无甲醛味，滤液pH呈近中性，抽干，干燥即得。

【注解】

（1）A型明胶的等电点为pH7~9，B型明胶的等电点为pH4.8~5.2。

（2）操作过程所用的水均应为蒸馏水或去离子水，以免干扰凝聚。

（3）整个制备过程顺同一方向搅拌为宜，但不宜过快，避免大量泡沫生成。

（4）用10%醋酸溶液调pH时，应逐渐滴入，当接近pH4时更应慢滴，并随时取样，显微镜观察微囊的形成。

（5）制备过程体系温度逐渐降低，当温度较低时，微囊容易粘连，故应不断搅拌并用适量水稀释。

（6）用5%氢氧化钠液调节pH至8～9时，可增强甲醛与明胶的交联作用。

【微囊形态及粒径】

（1）光学显微镜下观察微囊的形态并绘制微囊形态图。

（2）粒度分析仪分析微囊粒径及多分散指数。

四、实验结果

1.绘制微囊制备不同阶段的显微形态图。

2.提供粒径的平均值及其多分散指数。以粒径为横坐标，以频率（粒子个数除以粒子总数所得的百分率）为纵坐标，可得粒径分布曲线。以各粒径范围的频率对各粒径范围的平均值可作粒径分布直方图。粒径分布常用多分散指数（*PDI*）表示

$$PDI=SD/d$$

式中：d 为平均粒径，SD 为粒径的标准偏差。*PDI*通常在0.1～0.5之间，值越小粒径分布越均匀。

五、思考题

1.影响复凝聚法制备微囊的关键因素是什么？

2.单凝聚法工艺与复凝聚法工艺制备微囊有什么异同？

3.微囊粒径多分散指数对微囊稳定性有何影响？

参考文献

[1] 陆彬.药剂学实验［M］.北京:人民卫生出版社，2004.

[2] 林宁.药剂学实验［M］.北京:中国医药科技出版社，1998.

[3] 崔福德.药剂学实验指导［M］.2版.北京:人民卫生出版社，2007.

实验十六 脂质体的制备

一、实验目的

    1.掌握薄膜分散法制备脂质体的工艺。

    2.熟悉影响脂质体形成的处方因素和工艺参数。

    3.了解激光散射粒径仪测定脂质体粒径及 ξ 电位的方法。

二、实验原理

    脂质体（liposomes）指药物包封于类脂双分子层薄膜中间所制成的超微球形载体。一般由磷脂和胆固醇制成。常见的磷脂分子结构中有两条较长的疏水烃链和一个亲水基团，将适量的磷脂加至水或缓冲溶液中，磷脂分子定向排列，其亲水基团面向两侧的水相，疏水的烃链彼此相互缔合为双分子层，构成封闭囊泡结构。

    用于制备脂质体的材料主要包括天然磷脂（如大豆磷脂、蛋黄卵磷脂）、合成磷脂（如二棕榈酰磷脂酰胆碱、二硬脂酰磷脂酰胆碱）以及胆固醇。胆固醇与磷脂混合使用可制得稳定的脂质体，胆固醇的作用是调节双分子层的流动性，降低脂质体膜的通透性；其他的附加剂有十八胺、磷脂酸等，这些附加剂能改变脂质体表面的电荷性质，从而改变脂质体的包封率、体内外稳定性、体内分布等其他相关特性。

    脂质体可分为三类：小单室（层）脂质体，粒径为 20～50 nm，经超声波处理的脂质体，绝大部分为小单室脂质体；大单室脂质体，粒径约为 200～1000 nm，用乙醚注入法制备的脂质体多为这一类；多室（层）脂质体，粒径为 400～3500 nm，显微镜下可观察到犹如洋葱断面或人手指纹的多层结构。

    脂质体的制备方法有多种，根据药物的性质及制备条件进行选择。

    （1）薄膜分散法：经典的脂质体制备方法，通常形成多室脂质体，经超声处理后得到小单室脂质体。此法优点是操作简便，脂质体结构典型，但包封率较低。

    （2）注入法：有乙醚注入法和乙醇注入法。注入法是将磷脂等膜材料溶于乙醚或乙醇中，在搅拌下慢慢滴入55～65℃含药或不含药的水性介质中，蒸去乙醚或乙醇，继续搅拌1～2 h，即可形成脂质体，通常形成大单室脂质体。

（3）逆相蒸发法：系将磷脂等脂溶性成分溶于有机溶剂，如氯仿、二氯甲烷中，再按一定比例与含药的缓冲液混合、乳化，然后减压蒸去有机溶剂，即可形成脂质体。该法适合于水溶性药物、大分子活性物质，如胰岛素等的脂质体制备。

（4）冷冻干燥法：先按上述方法制成脂质体混悬液，分装于小瓶中，冷冻干燥制成冻干制剂，全部操作应在无菌条件下进行。本法适于在水中不稳定药物脂质体的制备。

（5）熔融法：将磷脂、表面活性剂等辅料加少量溶剂溶解，胆固醇加热熔融，将两者混合，滴入约65℃的水相中，搅拌混合，即得。采用此法制备易获得多室脂质体，其物理稳定性好，可加热灭菌。

评价脂质体质量的指标有粒径、粒度分布、ξ电位、包封率、载药量、泄漏率、磷脂氧化程度等。其中，包封率和载药量的计算公式如下：

包封率（Q_w，%）=（包封于脂质体内的药量/药物投料量）×100%

载药量（LE，%）=（包封于脂质体内的药量/载药脂质体的总重量）×100%

三、实验内容

（一）材料与仪器

1.材料

主要有盐酸小檗碱、注射用豆磷脂、胆固醇、无水乙醇、磷酸盐缓冲液等。

2.仪器

主要有分析天平、旋转蒸发仪、烧瓶、烧杯（100 mL）、量筒、恒温水浴锅、磁力搅拌器、激光粒度仪等。

（二）实验部分

盐酸小檗碱脂质体的制备

【处方】

盐酸小檗碱脂质体处方见表16-1。

表16-1　盐酸小檗碱脂质体处方

原辅料	用量
注射用豆磷脂	0.6 g
胆固醇	0.2 g
无水乙醇	5～10 mL
盐酸小檗碱溶液	30 mL

【制备】

（1）盐酸小檗碱溶液的配制：称取磷酸氢二钠（$Na_2HPO_4 \cdot 12H_2O$）0.37 g与磷酸二氢钠（$NaH_2PO_4 \cdot 2H_2O$）2.0 g，加蒸馏水溶解并稀释至1000 mL，摇匀，即得磷酸盐缓冲液（pH约5.7）。称取适量的盐酸小檗碱，用磷酸盐缓冲液配成1 mg/mL的溶液，置于65～70 ℃水浴中，保温、待用。

（2）盐酸小檗碱脂质体的制备：按处方量称取豆磷脂、胆固醇置于烧瓶中，加无水乙醇5～10 mL，置于65～70 ℃水浴中，搅拌使溶解，再转移至旋转蒸发仪上缓慢旋转，使磷脂乙醇液在壁上成膜，同时减压除去乙醇，制得磷脂膜。

取预热的盐酸小檗碱溶液，加至含有磷脂膜的烧瓶中，于65～70 ℃水浴中旋转或超声水化10～20 min。将上述混悬液置于烧杯内，于恒温磁力搅拌器上在室温下搅拌30～60 min。如果液体体积减小，可补加蒸馏水至30 mL，混匀，即得脂质体混悬液。

【注解】

（1）盐酸小檗碱：主要用于治疗胃肠炎、细菌性痢疾等肠道感染、眼结膜炎、化脓性中耳炎等。

（2）磷脂与胆固醇的乙醇溶液应澄清，不能在水浴中放置过长时间。

（3）脂质材料在65～70 ℃水浴中搅拌（或超声）水化10～20 min时，一定要充分保证所有脂质水化，不得存在脂质块。

【质量检查】

根据《中国药典》2015年版四部制剂通则9014（微粒制剂指导原则）进行。

（1）脂质体的形态。扫描电镜观察脂质体的形态、粒径。

（2）激光粒度仪分析脂质体粒径、多分散指数和ξ电位。

（3）脂质体的包封率与载药量。

（4）脂质体泄漏率及磷脂氧化程度。

四、实验结果

1. 描述脂质体水悬液的外观性状。

2. 记录脂质体的粒径、多分散指数和ξ电位。

3. 结合相关文献选择完成质量检查项（1）、（3）和（4）的内容。

五、思考题

1. 影响脂质体形成的因素有哪些？

2. 如何提高脂质体的包封率和载药量？

六、附录

Nicomp 380激光粒度仪操作规程

1.粒径测量

（1）检查实验室电源、仪器及其他工作条件是否处于正常状态，接通电源。

（2）打开仪器电源开关，启动电脑，打开软件，设置参数。

（3）在样品池中放入浓度适当的样品，将样品池插入样品槽中（测量前需去除样品中的气泡）；自动调节散射光强度，使仪器面板显示屏上显示的数值为300左右；若数值始终高于/低于300，说明样品浓度过高/过低，则需重新配制相应浓度的样品。

（4）进行检测，在出现分布图之后可用快捷键切换不同的分布图。

（5）测量结束，退出软件，关闭仪器的电源及电脑。

2.ξ电位测量

（1）打开软件，选择菜单栏中的Particle Sizing-To Zeta Potential。

（2）点击菜单栏中的Zeta Potential→Auto Print/Save Menu，设置数据保存路径、文件名及文件说明。

（3）配制适当浓度的样品，插入电极；将样品池放入样品槽中，电极针头向前连接四孔插座（测量前确保样品中无气泡）。

（4）进行检测。

（5）测量结束，点击菜单栏Zeta Potential→To Particle Sizing，退回到默认的粒径检测主窗口，退出软件，关闭仪器的电源及电脑。

参考文献

［1］崔福德.药剂学［M］.7版.北京:人民卫生出版社，2011.

［2］崔福德.药剂学实验［M］.北京:人民卫生出版社，2004.

［3］崔福德.药剂学实验指导［M］.北京:人民卫生出版社，2007.

［4］方亮.药剂学［M］.8版.北京:人民卫生出版社，2016.

［5］国家药典委员会.中华人民共和国药典（2015年版）［M］.北京:中国医药科技出版社，2015.

实验十七　药物制剂的稳定性

一、实验目的

1. 掌握液体制剂稳定性的一般实验方法。
2. 熟悉化学动力学原理预测药物制剂有效期的方法。
3. 熟悉影响制剂稳定性的主要因素。

二、实验原理

药物制剂的基本要求是安全、有效、稳定。如果药物分解变质或发生物理形态变化，不仅会使疗效降低，甚至会产生严重的不良反应。药物的稳定性主要包括化学稳定性、物理稳定性和生物学稳定性。其中，化学稳定性主要表现为药物在放置过程中发生降解反应。药物的化学结构不同，其降解反应也不相同。水解和氧化是药物降解的主要途径。

青霉素 G 钾盐在碱性水溶液中迅速破坏，残余未破坏的青霉素 G 钾盐可用碘量法测定，即先经碱处理，生成青霉噻唑酸，后者可被碘氧化。过量的碘可用硫代硫酸钠溶液滴定。

反应方程式如下：

随着青霉素 G 钾盐溶液放置时间的延长，残余未破坏的青霉素 G 钾盐越来越少，故碘液消耗量也相应减小。碘液的消耗量（mL）是残余青霉素 G 钾盐浓度的函数。用碘液消耗量的对数对时间作图，如为一直线，即表明青霉素 G 钾盐的降解为一级反应。因为这个反应与 pH 有关，故实际上是伪一级反应。一级反应的反应物浓度计算公式如下：

$$\lg C = -\frac{k}{2.303}t + \lg C_0$$

式中：C_0 为 $t = 0$ 时反应物的浓度，C 为 t 时间反应物的浓度，k 为反应速率常数（s^{-1}，min^{-1}，h^{-1} 或 d^{-1}）。通常可以从上述公式的斜率求出各种温度的反应速率常数。

反应速率常数与温度的关系符合 Arrhenius 公式：

$$\lg k = \lg A - \frac{E_a}{2.303R} \cdot \frac{1}{T}$$

式中：A 为阿伦尼乌斯常数，单位与 k 相同；E_a 为活化能（kJ/mol）；T 为绝对温度（K）；R 为气体常数 [kJ/mol·K]。通常以反应速率常数的对数对反应温度（绝对温度）的倒数作图，从图中即可求得室温时的反应速率常数，由此可计算得到室温时的有效期 $t_{0.9}$（$t_{0.9} = 0.106/k$）。

三、实验内容

（一）材料与仪器

1. 材料

主要有分析天平、容量瓶、移液管、青霉素 G 钾，pH 4.0 的枸橼酸-磷酸氢二钠缓冲液，1 mol/L 氢氧化钠，1.1 mol/L 盐酸，醋酸缓冲液，0.01 mol/L 碘液，0.01 mol/L 硫代硫酸钠溶液，淀粉试液等。

2. 仪器

主要有恒温水浴锅，碘量瓶，滴定管等。

（二）实验部分

青霉素 G 钾盐稳定性实验

【制备】

称取青霉素 G 钾盐 70～80 mg，转移至 100 mL 干燥容量瓶中，用 pH 4.0 的枸橼酸-磷酸氢二钠缓冲液（预热）溶解，并稀释至刻度。将含药容量瓶置于恒温水浴中，立即用 5 mL 移液管吸出溶液 2 份，每份 5 mL，分别置于碘量瓶中，并同时记录吸液时间，以后每隔一定时间吸液1次，方法同上。

【含量测定方法】

向盛有5 mL检液的1个碘量瓶中（此瓶称为检品）加入1 mol/L氢氧化钠5 mL，放置15 min，加入1.1 mol/L盐酸5 mL，醋酸缓冲液10 mL，摇匀，精密加入0.01 mol/L碘液10 mL，在暗处放置15 min，立即用0.01 mol/L硫代硫酸钠溶液回滴，以2 mL淀粉试液为指示剂，滴至蓝色消失，消耗硫代硫酸钠溶液的毫升数为b；向盛有5 mL检液的另一个碘量瓶中（此瓶为空白）加入醋酸缓冲液10 mL，精密加入0.01 mol/L碘液10 mL，暗处放置15 min，用0.01 mol/L硫代硫酸钠溶液回滴，消耗硫代硫酸钠溶液的毫升数为a。$a-b$即为检品实际消耗碘液（代表检品中残余未破坏的青霉素G钾盐的量）的毫升数。

实验温度选择30 ℃、35 ℃、40 ℃、45 ℃四个温度，吸液时间需视温度而定。温度高，吸液间隔时间宜短，一般实验温度为30 ℃，两次吸液时间间隔为45 min；35 ℃两次吸液时间间隔为30 min；40 ℃两次吸液时间间隔为20 min；45 ℃两次吸液时间间隔为10 min。

【注解】

（1）枸橼酸-磷酸氢二钠缓冲液预热至实验温度。

（2）取样间隔按实际取样时间确定，取样动作要迅速，取样量要准确。

（3）碘和青霉噻唑酸的反应易受温度、pH和光线的影响，因此样品加入碘液后，须放在避光处。

四、实验结果

1.将a、b、T值填入表17-1、表17-2中；用$\lg(a-b)$对时间t（min）作图。

2.求出直线的斜率，可在直线上任取两点，则斜率为：

$$m=\frac{\lg(a-b)_2-\lg(a-b)_1}{t_2-t_1}$$

3.根据$m=-k/2.303$求出反应速率常数。

4.根据$t_{1/2}=0.693/k$，$t_{0.9}=0.106/k$可以求出$t_{1/2}$和$t_{0.9}$。

5.用反应速率常数的对数（$\lg k$）对相应温度（T）的倒数作图，用外推法可求出室温时的反应速率常数k，进而可以求出室温时的半衰期及有效期。

表17-1　实验记录与计算结果（一）

温度（30 ℃）	时间				
	0	45 min	90 min	135 min	180 min
a					
b					
$a-b$					
$\lg(a-b)$					
$m=$		$k=$			

表17-2　实验记录与计算结果(二)

	数据处理结果				
T	$1/T$	k	$\lg k$	$t_{1/2}$	$t_{0.9}$
45 ℃					
40 ℃					
35 ℃					
30 ℃					
25 ℃					

五、思考题

1. 为什么青霉素 G 钾盐不能制成溶液性注射剂?

2. 取样测定时,为什么要取一个空白样进行含量测定?

3. 为什么碘和青霉素 G 钾水解产物的反应要放置在暗处?

六、附录

SHH-250SD 药品稳定性实验箱操作规程

1. 说明操作

按《中国药典》2015 年版四部通则 9001（原料药物与制剂稳定性实验指导原则）进行。

（1）接通实验箱供电电源,打开电源开关,设置超温保护温度值,一般将其设为高于工作温度 10~20 ℃。

（2）参数设置。在仪表通电后,按下功能键,此时您只要按动▲键和▼键,既可对仪表进行规定范围内任意值设定;打印参数设置范围。

（3）放置样品。按稳定性实验要求选择实验样品规格、批号及包装。

（4）隔时取样。规定间隔时间,按时取样,分析各项检查指标。

2. 注意事项

（1）操作应有专人负责,应经常注意设备运行状态。

（2）经常观察加湿储水容器的水位高低,以避免缺水。

参考文献

［1］方亮.药剂学［M］.8 版.北京:人民卫生出版社,2016.

［2］崔福德.药剂学实验指导［M］.2 版.北京:人民卫生出版社,2007.

［3］国家药典委员会.中华人民共和国药典（2015 年版）［M］.北京:中国医药科技出版社,2015.

第二篇 | 生物药剂学实验与药物动力学实验部分

实验十八　片剂的溶出度测定

一、实验目的

1. 掌握片剂的溶出度测定方法。
2. 熟悉溶出度曲线的绘制与溶出参数的求解。
3. 熟悉溶出度仪的使用方法。

二、实验指导

溶出度（dissolution rate）指药物在规定溶剂中从片剂或胶囊剂等固体制剂溶出的速度和程度，是模拟口服固体制剂在胃肠道中崩解和溶出的体外实验方法。口服固体制剂在体内胃肠液中需经崩解和溶解过程才能经生物膜被机体吸收。对许多药物而言，其吸收量通常与该药物从制剂中溶出的量成正比，即溶出的药物量越大，吸收的药量就越多，药效就越强。崩解是固体制剂中药物溶出的前提，但崩解后药物颗粒受自身溶解度、颗粒大小及辅料等因素的影响，溶出度不一定达到要求。影响药物溶出的因素可用 Noyes-Whitney 方程来描述：

$$\frac{dC}{dt}=kS\ (C_s-C_t) \tag{1}$$

式中：$\frac{dC}{dt}$ 为溶出速率，k 为溶出速率常数，S 为固体药物颗粒与溶出介质接触的表面积，C_s 为药物的溶解度，C_t 为任一时间药物在溶出介质的浓度。

假设溶出的药物立即被吸收，C_t 远小于 C_s，公式（1）可简化为：

$$\frac{dC}{dt}=kSC_s \tag{2}$$

（2）式表明：药物的吸收速度与 k、S、C_s 成正比。通常情况下，k、C_s 保持不变。因此，增加药物颗粒的表面积（S），可增加药物的溶出速度，从而增加药物吸收的速度。

对难溶性药物（溶解度小于 1 mg/mL），其在胃肠液的溶出是吸收的限速过程。崩解时限往往不能客观反映难溶性药物的吸收情况。一般而言，固体制剂中药物的溶出度才是药物口服后影响其吸收的主要因素，常以测定药物溶出度作为间接控制生物利用度的指标。《中国药典》规定，对口服难溶性药物的固体制剂、缓控释制剂以及治疗量与中毒量接近的固体制剂，均应做溶出度检查；凡检查溶出度的制剂，不再进行崩解时限检查。

《中国药典》2015 年版四部通则 0931（溶出度与释放度测定法）规定了溶出度的测定方法。溶出度测定使用溶出仪。具体测定方法有转篮法（第一法）、桨法（第二法）、小杯法（第三法）、桨碟法（第四法）和转筒法（第五法）。

常用第一法和第二法，两者的结果判断依据相同。用于胶囊剂测定时，如胶囊剂上浮，可用一小段耐腐蚀的金属线轻绕于胶囊外壳，再分别投入 6 个操作容器内进行测定。对可以通过转篮筛沉降至溶出杯底部的颗粒或混悬液的溶出度测定，则不宜用转篮法，因其搅拌局限而影响溶出速度，此类情况，宜用桨法测定。

在溶出度测定中，溶出介质的选择要符合溶出度测定的漏槽条件。溶出介质的体积为药物饱和溶液所需介质体积的 3～5 倍。

溶出速度的测定同以上测定条件，但要间隔一定的时间取样，分别测定药物含量，计算药物累积溶出量或累积溶出率，绘制药物溶出曲线，按不同溶出模型进行数据处理，如 Weibull 分布模型、单指数模型、零级动力学模型、Higuchi 模型、Ritger-Peppas 模型等，计算溶出参数。

三、实验内容

（一）仪器与材料

1. 仪器

主要有分析天平、溶出仪、取样器、微孔滤膜（0.45 μm 或 0.8 μm）、容量瓶（50 mL, 500 mL）水浴锅、紫外-可见分光光度计。

2. 材料

主要有阿司匹林结晶、阿司匹林片、0.4 mol/L 盐酸、0.4 mol/L 氢氧化钠、硫酸铁铵指示液、人工胃液等。

（二）实验部分

1. 阿司匹林标准曲线

精密称取阿司匹林结晶 250 mg，悬浮于 250 mL 蒸馏水中，在 40～50 ℃ 水浴中不断搅拌至溶解，冷却后移入 500 mL 容量瓶中，加蒸馏水至刻度，摇匀。精密吸取 1 mL、2 mL、3 mL、4 mL、5 mL 分别置于 50 mL 容量瓶中，加 25 mL 蒸馏水，用 0.4 mol/L NaOH 溶液调节 pH 至 9～10。在沸水浴中加热 5 min，冷却后，用 0.4 mol/L HCl 调节 pH

至3~4，加5滴硫酸铁铵指示液，加蒸馏水至刻度，摇匀。在530 nm波长中测吸光度，以阿司匹林浓度（C，μg/mL）为横坐标，吸光度（A）为纵坐标，拟合阿司匹林标准曲线。

2. 阿司匹林含量测定

取20片阿司匹林称重，研细，称取相当于平均片重阿司匹林的细粉。将细粉悬浮于400 mL蒸馏水中，在温度40~50 ℃水浴中不断搅拌至溶解，冷却后，用蒸馏水补充至500 mL，过滤。取续滤液5 mL，置50 mL容量瓶中，加25 mL蒸馏水，同"阿司匹林标准曲线操作"，测得吸光度代入标准曲线，计算主药含量（%，g/g）。

3. 阿司匹林片体外释放率的测定

（1）取人工胃液1000 mL于溶出杯中，置于溶出仪恒温水浴中，维持37 ℃±1 ℃。

（2）取阿司匹林1片，投入转篮内，按溶出仪操作规程设定取样时间，转篮转速设为100 r/min。5 min、10 min、20 min、30 min、45 min、60 min定时取样10 mL，并同时补加人工胃液10 mL，将所取样品过滤，取续滤液5 mL，同"阿司匹林含量测定"操作，求得药物浓度，计算累积溶出量和累积释放率。

$$累积释放率（\%）= \frac{累积溶出量}{片重 \times 主药含量} \times 100\%$$

【注意事项】

（1）溶出仪应预先检查水箱温度、转速是否精确，转篮升降是否灵活等。

（2）水箱应加蒸馏水，以免长期使用腐蚀温控零件等部件。若注入热水，温度应低于37 ℃。

（3）转篮距离溶出杯底部准确到25 mm；取样点应在转篮顶端至液面的中点，距溶出杯内壁10 mm处；取样后应及时补充同体积同温度的空白溶出介质，并立即用微孔滤膜在30 s内完成过滤。

（4）样液过滤时，注意滤膜应无破损，安装应紧密正确。

四、实验结果

1. 阿司匹林的标准曲线：＿＿＿＿＿＿＿；相关系数r=＿＿＿＿＿＿＿。

2. 完成表18-1中的数据。

3. 以累积释放率为纵坐标，时间为横坐标，绘出溶出曲线，求出30 min的累积释放率。

4. 对阿司匹林片的溶出度结果进行评价和讨论。

表18-1　实验数据

时间/min	片 重		
	药物浓度/$\mu g \cdot mL^{-1}$	累积溶出量/g	累积释放率/%
5			
10			
20			
30			
45			
60			

五、思考题

1. 固体制剂进行体外溶出度的测定有何意义?

2. 溶出度测定主要针对什么样的药物和制剂?

3. 从该次实验中得到了哪些启示?

参考文献

[1] 刘建平.生物药剂学实验与指导[M].北京:人民卫生出版社,2007.

[2] 刘建平.生物药剂学与药物动力学[M].5版,北京:人民卫生出版社,2016.

[3] 国家药典委员会.中华人民共和国药典(2015年版)[M].北京:中国医药科技出版社,2015.

实验十九　法莫替丁在大鼠小肠的吸收

一、实验目的

1.掌握大鼠在体肠管回流的基本操作和方法。

2.熟悉在体小肠回流法求药物吸收速率常数、半衰期和吸收率的方法。

二、实验指导

小肠是药物胃肠道给药的主要吸收部位。小肠分十二指肠、空肠和回肠。小肠表面有环状褶皱和绒毛突起，绒毛上还有许多微绒毛，有效吸收面积很大。由于药物的被动转运速度与生物膜表面积成正比，故小肠是药物被动吸收的主要部位；另一方面，小肠肠壁上皮细胞分布多种药物转运子，因此小肠也是药物主动吸收的主要部位之一。

本实验采用在体肠管回流法，一般选择大鼠作为受试动物。法莫替丁供试液中含法莫替丁和酚红，酚红为大分子络合物，不被小肠吸收，而法莫替丁可被小肠吸收；同时溶液中的水分子既能被小肠吸收，也能被小肠排泄。因此，随着吸收时间的延长，供试液体积会发生变化，酚红的浓度随之变化。通过测定不同吸收时间供试液中酚红的浓度，推算出不同时间供试液的总体积，扣除因供试液体积变化引起的法莫替丁浓度的变化，折算出法莫替丁的真实浓度，估算不同时间药物的吸收速率。

法莫替丁含量测定采用双波长等吸收消去法。图19-1是含有法莫替丁和酚红溶液的紫外扫描图。法莫替丁的最大吸收波长284 nm处酚红也有吸收，另在波长265 nm处，酚红具有与284 nm处相近的吸收。为了消除酚红的影响，分别在284 nm及265 nm处测定供试液的紫外吸收度A_1与A_2，计算$\Delta A = A_1 - A_2$，即得消除酚红吸收的法莫替丁吸收度，用吸收度差值ΔA与法莫替丁浓度C（μg/mL）进行线性回归，得法莫替丁标准曲线。

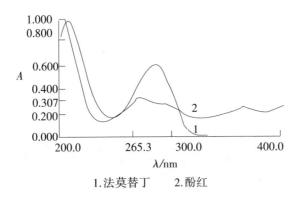

1.法莫替丁　2.酚红

图19-1　法莫替丁与酚红的紫外吸收

三、实验内容

（一）仪器与材料

1.仪器

主要有恒流泵、紫外-可见分光光度计、分析天平、恒温水浴、红外灯、玻璃插管、移液管、锥形瓶（100 mL）、注射器（20 mL）、剪刀、镊子、手术刀片等。

2.材料

主要有法莫替丁、酚红、1 mol/L NaOH、生理盐水、Krebs-Ringer缓冲液、20%乌拉坦溶液等。

动物：实验大鼠，体重（200±20）g，实验前禁食一夜，可自由饮水。

（二）实验部分

1.供试液的配制

（1）法莫替丁供试液（100 μg/mL）：精密称取法莫替丁25 mg和酚红5 mg，加Krebs-Ringer缓冲液使溶解（必要时微热），并稀释到250 mL，即得。

（2）酚红溶液（20 μg/mL）：精密称取酚红5 mg，加Krebs-Ringer缓冲液使溶解，并稀释到250 mL，即得。

2.大鼠在体肠管回流操作

（1）大鼠麻醉：用20%（g/mL）乌拉坦溶液按1 g/kg给大鼠腹腔注射麻醉，翻正反射消失后，将背部固定于操作台上。

（2）小肠两端插管：腹部除毛后，沿腹部正中线切开腹部（3～4 cm），在小肠段间隔10 cm处各插入细玻璃管1支，并用手术线扎紧插入端，另一端分别接橡皮管（小肠上端向下插，小肠下端向上插）。

（3）洗涤肠管：将37 ℃生理盐水经小肠上端玻璃管缓慢注入肠管，洗去肠管内容物，充分洗涤后送入空气使洗涤液尽量流尽。

（4）肠管回流：按图19-2进行肠管回流实验。吸取法莫替丁供试液50 mL置贮液瓶中（贮液瓶置于37 ℃水浴中保温），开动恒流泵进行循环流动，药液从小肠上端流入肠管，经小肠下端流入贮液瓶中，先以5 mL/min的流速回流10 min，然后将流速调节为2.5 mL/min，再循环流动120 min。

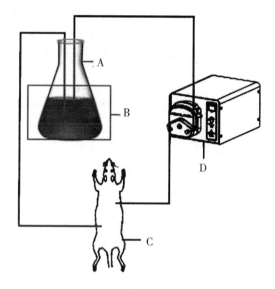

A.贮液瓶　B.水浴锅　C.大鼠　D.蠕动泵

图19-2　大鼠在体肠管回流装置

（5）取样：回流开始后10 min，从贮液瓶取供试液两份，一份1 mL，另一份0.5 mL，分别作为药物和酚红的零时间样品。其后，每隔10 min同样取样两份，每次取样后，立即补充1.5 mL 20 μg/mL酚红溶液。取样至120 min后停止回流。测定供试液中法莫替丁和酚红的浓度。

3.含量测定

（1）法莫替丁的测定：

①法莫替丁标准曲线：精密称取法莫替丁12.5 mg，置于100 mL容量瓶中，用Krebs-Ringer缓冲液溶液并稀释至刻度，摇匀，作为贮备液用。精密量取法莫替丁贮备液0.5 mL、1.0 mL、1.5 mL、2.0 mL、2.5 mL、3.0 mL至25 mL容量瓶中，各加5 mL浓度为20 μg/mL的酚红溶液，用Krebs-Ringer缓冲液稀释至刻度，得法莫替丁浓度为2.5 μg/mL、5.0 μg/mL、7.5 μg/mL、10.0 μg/mL、12.5 μg/mL、15.0 μg/mL的标准溶液。以Krebs-Ringer缓冲液为空白，分别在284 nm及265 nm处测定A_1与A_2值，计算$\Delta A = A_1 - A_2$（双波长等吸收消去法），以ΔA与法莫替丁浓度C（μg/mL）进行线性回归，得法莫替丁标准曲线。

②供试液中法莫替丁的测定：将供试液1 mL置于25 mL容量瓶中，用Krebs-Ringer

缓冲液稀释至刻度，摇匀。以 Krebs-Ringer 缓冲液为空白，分别在 284 nm 及 265 nm 处测定 A_1 与 A_2 值，计算 $\Delta A = A_1 - A_2$。根据标准曲线计算法莫替丁的浓度。

（2）酚红的测定：

①酚红标准曲线：取酚红 25 mg，用 Krebs-Ringer 溶液加热溶解至 250 mL 容量瓶中，并稀释至刻度。取 5 mL、10 mL、15 mL、20 mL、25 mL、30 mL 加至 50 mL 容量瓶中，用 Krebs-Ringer 稀释至刻度。各取 0.5 mL 酚红溶液加全 5 mL 1 mol/L NaOH 中，摇匀，于 557 nm 测吸光度。以 1 mol/L NaOH 液为空白，以吸收度 A 与酚红浓度 C（μg/mL）进行线性回归，得酚红标准曲线。

②供试液中酚红的测定：将供试液 0.5 mL 与 5 mL 1 mol/L NaOH 摇匀，用 1 mol/L NaOH 作为空白对照液，在 557 nm 处测定吸收度。按标准曲线计算酚红的浓度。

【注解】

（1）适应证及用法：适用于胃及十二指肠溃疡、反流性食管炎、上消化道出血等症。

（2）Krebs-Ringer 磷酸缓冲液的配方：1000 mL 蒸馏水中含氯化钠 7.8 g、氯化钾 0.35 g、氯化钙 0.37 g、碳酸氢钠 1.37 g、磷酸二氢钠 0.22 g、氯化镁 0.22 g、葡萄糖 1.4 g，用盐酸调节 pH 至 7.4。

（3）20% 乌拉坦溶液用于大鼠麻醉时使用剂量为每千克体重腹腔注射 1 g。

（4）小肠插管时，将小肠上端剪一小缺口，插入直径为 7 mm 的玻璃管，小肠下端则插入直径为 5 mm 玻璃管。插管后，将小肠小心放回腹腔，注意维持完整的小肠血液供应。在鼠腹部切口部位覆盖生理盐水纱布，并用红外灯维持体温在 37 ℃。

（5）洗肠管时，用 150～200 mL（37 ℃生理盐水）沿小肠上端插管缓慢注入肠管，冲洗去肠内脏物，冲洗速度要缓慢，以免把小肠胀破。

（6）由于小肠存在黏膜皱袋、绒毛及微绒毛等结构，因此很难测定吸收性黏膜的真实表面积。本实验中实验小肠段的浆膜面积计算方法为：将回流小肠段冲洗后剖开，平铺于坐标纸上，沿小肠边缘剪下坐标纸，冲洗后晾干，精密称重。剪取 10 倍面积的坐标纸称重，即为小肠浆膜面积。

四、实验结果

1.法莫替丁的标准曲线

将法莫替丁的浓度及相应的吸收度差值填入表 19-1 中，并线性回归，得到标准曲线方程。

表19-1　FM标准溶液的浓度及吸收度

$C/\mu g \cdot mL^{-1}$	2.5	5.0	7.5	10.0	12.5	15.0
ΔA						

标准曲线：$C =$＿＿＿＿＿＿＿；相关系数：$r =$＿＿＿＿＿。

线性范围：＿＿＿＿ － ＿＿＿＿ μg/mL。

类似方法求算酚红溶液的标准曲线。

标准曲线：$C =$＿＿＿＿＿＿；相关系数：$r =$＿＿＿＿＿ 。

线性范围：＿＿＿＿ － ＿＿＿＿ μg/mL。

2. 法莫替丁的小肠吸收

计算样液中法莫替丁和酚红的浓度，按表19-2计算循环液体积和法莫替丁剩余量。

以法莫替丁剩余量的对数lg$X$对时间t作图，得一直线。说明法莫替丁的小肠吸收为一级动力学过程。根据直线的斜率求出药物吸收速率常数k_a：

$$k_a = 斜率 \times 2.303$$

$$t_{\frac{1}{2}a} = \frac{0.693}{k_a}$$

表19-2　法莫替丁小肠吸收实验数据

取样时间 /min	酚红 A_p	C_p /μg·mL⁻¹	循环液体积 /mL	法莫替丁 A_s	C_s /μg·mL⁻¹	法莫替丁剩余量 $(X,\mu g)$	lg$X$
循环前	/	$C_{p00}=20$	$V_{00}=50$	/	$C_{s00}=100$	$X_{00}=C_{s00}V_{00}=5000$	
$t_0=0$	A_{p0}	C_{p0}	$V_0 = \dfrac{C_{p00}V_{00}}{C_{p0}} = \dfrac{20 \times 50}{C_{p0}}$	A_{s0}	C_{s0}	$X_0=C_{s0}V_0$	
$t_1=10$	A_{p1}	C_{p1}	$V_1 = \dfrac{C_{p0}V_0 + (20 - C_{p0}) \times 1.5}{C_{p1}}$	A_{s1}	C_{s1}	$X_1=C_{s1}V_1+1.5C_{s0}$	
$t_2=20$	A_{p2}	C_{p2}	$V_2 = \dfrac{C_{p1}V_1 + (20 - C_{p1}) \times 1.5}{C_{p2}}$	A_{s2}	C_{s2}	$X_2=C_{s2}V_2+1.5(C_{s0}+C_{s1})$	
…	…	…	…	…	…	…	
t_n $(n \geqslant 1)$	A_{pn}	C_{pn}	$V_n = \dfrac{C_{p(n-1)}V_{(n-1)} + (20 - C_{p(n-1)}) \times 1.5}{C_{pn}}$	A_{sn}	C_{sn}	$X_n=C_{sn}V_n+1.5\sum\limits_{i=0}^{n=1}C_{si}$	

单位时间（h）吸收率：

$$R_1 = \frac{X_0 - X_{1h}}{X_0} \times 100\% \quad 或 \quad R_1 = \frac{X_0 - X_{2h}}{2X_0} \times 100\%$$

式中：X_0为零时间点药物剩余量，X_{1h}为1 h时药物剩余量，X_{2h}为2 h时药物剩余量。

单位时间（h）单位面积（cm²）的吸收速率$R_2 = R_1/A$，A为小肠吸收段浆膜总表面积。

五、思考题

1. 胃肠道中哪一部位是药物吸收的最佳部位? 为什么?
2. 解释酚红在本实验中的作用。
3. 生理因素对药物的吸收有何影响?

参考文献

[1] 刘建平. 生物药剂学实验与指导 [M]. 北京: 中国医药科技出版社, 2007.

[2] 刘建平. 生物药剂学与药物动力学 [M]. 5版. 北京: 人民卫生出版社, 2016.

[3] 张莉, 陈大为, 李芳久, 等. 法莫替丁大鼠在体小肠吸收动力学研究 [J]. 沈阳药科大学学报, 2001, 18 (3):170-172.

[4] 马维娟, 胡乃中, 许建明, 等. 法莫替丁大鼠肠吸收动力学的研究 [J]. 安徽医科大学学报, 2006, 41 (2):164-166.

[5] 高申钟, 延强, 尹东锋, 等. 法莫替丁肠吸收研究 [J]. 第二军医大学学报, 2000, 21 (10): 913-914.

实验二十　阿司匹林在家兔体内的药物动力学

一、实验目的

1.掌握药物动力学实验的一般操作步骤。

2.掌握阿司匹林血样的处理方法。

3.熟悉单室模型血管外给药药物动力学参数的求解方法。

4.了解口服制剂体内吸收的情况。

二、实验指导

药物动力学也称药动学（pharmacokinetics），指借助动力学原理与数学处理方法，定量描述体内药物吸收、分布、代谢和排泄过程动态变化规律的学科。其主要内容是研究和建立机体内不同部位药物浓度（数量）与时间之间的关系，阐明药物在体内随时间发生变化的规律，为新药、新剂型、新型递药系统的研发以及临床合理用药提供科学依据。

药动学实验的操作步骤主要包括：

（1）血液样品含量测定方法的建立及验证。

（2）确定实验动物、给药途径和给药剂量。

（3）采集空白血样。

（4）服药。

（5）隔时采样和血样处理。

（6）仪器分析。

（7）数据处理。

药物口服后，假设吸收与消除均符合一级动力学过程，则吸收部位药量的变化速率与吸收部位的药量成正比；体内药物的变化速率等于吸收速率（$k_a X_a$）与消除速率（kX）的代数和。速率方程如下式表示：

$$\frac{dX}{dt} = k_a X_a - kX$$

式中：X 表示体内药量，X_a 表示待吸收药量，$\frac{dX}{dt}$ 表示时间 t 时药物的变化速率，k_a 为吸收速率常数，k 为消除速率常数。

求解此微分方程，得到血药浓度（C）与采集血样时间（t）的关系式：

$$C = \frac{k_a F X_0}{(k_a - k) V}(e^{-kt} - e^{-k_a t})$$

式中：F 为吸收分数，V 为表观分布容积。

吸收速率常数（k_a）与消除速率常数（k）通常用残数法求解。主要步骤包括：

（1）根据实验值作 $\lg C$-t 图。

（2）用消除相末端 4 点做直线，通过直线斜率求 k。

（3）若已知 V、F，可通过截距求得 k_a；若未知，将消除相直线外推到吸收相得外推线，在此线上找出吸收相各时间点的 $\lg C_{外1}$，$\lg C_{外2}$……再转化为 $C_{外1}$，$C_{外2}$……用 $C_外$ 与同时间实测浓度（$C_实$）相减，得残数浓度（$C_残$），$C_残 = C_外 - C_实$。

（4）用 $\lg C_残$ 对 $t_吸$ 作残数线，由斜率求 k_a。

阿司匹林血浆样品的含量测定方法。阿司匹林在体内转化为水杨酸盐。血样经高速离心后分离血浆，含药血浆与混合试剂 $[HCl，Fe(NO)_3，HgCl_2]$ 混合后，$HgCl_2$ 可沉淀蛋白质，$Fe(NO)_3$ 与水杨酸在酸化条件下，作用显紫堇色。在一定浓度范围内，显色强度与水杨酸的浓度成正比。应用可见分光光度计在 540 nm 波长处测定紫堇色溶液的吸光度，代入标准曲线即可求出水杨酸的血药浓度。

三、实验内容

（一）材料与仪器

1. 仪器

主要有分析天平、台式离心机、可见分光光度计、剃须刀、酒精棉球、镊子、5 mL 注射器、10 mL 试管、扩口器、移液枪（1 mL、5mL）、恒温水浴锅等。

2. 材料

主要有阿司匹林片剂、水杨酸对照品、肝素钠、75%乙醇、混合试剂（将 40 g 升汞溶于 120 mL 蒸馏水中，加 120 mL 1 mol/L 盐酸、40 g 硝酸铁搅拌溶解，加蒸馏水至 1000 mL）等。

3. 实验动物：家兔（2.5～3 kg），实验前禁食 12 h，不禁水。

（二）实验部分

1. 水杨酸血药浓度标准曲线的制备：准确配制水杨酸水溶液贮备液（0.5 mg/mL，4 ℃保存），分别吸取 0.5 mL、1.0 mL、2.0 mL、4.0 mL、8.0 mL、12.0 mL 和 32.0 mL 置

50 mL容量瓶中，加蒸馏水至刻度，摇匀，分别得5 μg/mL、10 μg/mL、20 μg/mL、40 μg/mL、80 μg/mL、160 μg/mL和320 μg/mL的标准溶液。精密吸取以上标准溶液各0.5 mL，分别加入1.0 mL家兔空白血浆（此时对应的血药浓度分别是2.5 μg/mL、5 μg/mL、10 μg/mL、20 μg/mL、40 μg/mL、80 μg/mL和160 μg/mL），加6.0 mL混合试剂，混匀，离心，取上清液于540 nm测定吸光度。以吸光度与水杨酸血药浓度进行线性回归，即得水杨酸血药浓度标准曲线。以1.0 mL空白血浆加0.5 mL蒸馏水，加4.0 mL混合试剂，按同法处理做空白对照，于540 nm测定吸光度。

2. 相对回收率：精密吸取低、中、高三种浓度的水杨酸标准溶液（10 μg/mL、40 μg/mL、160 μg/mL）0.5 mL，按"水杨酸血药浓度标准曲线的制备"程序处理，测定其吸光度，代入水杨酸血药浓度标准曲线，求得相应的理论浓度，再与真实血药浓度相比，即可求得相对回收率。

3. 血药浓度测定：给药前先用水湿润心脏部位兔毛，剪去兔毛，将兔毛置于盛水烧杯中。家兔由两位同学固定，根据剑突位置确定心脏采血位置，从剑突开始朝颈部方向1～1.5 cm，再偏左约0.5 cm位置插入注射针头，如果观察不到回血，则稍用力回抽注射器。采血体积2.0～2.5 mL，注入预先用肝素钠荡洗过的离心管中。按0.1 g/kg口服给药（一般按1片/只服药）。给药时，两人协作，一人坐好，将兔躯干体夹于两腿之间，左、右手握住双耳和前肢，固定头部并使兔嘴成上仰姿态；另一人将开口器横于兔口中，将舌压在开口器下面，固定开口器，用镊子夹住药片，从开口器洞孔送入咽部，注射器取适量水冲服。记录喂药时间，给药后于15 min、30 min、60 min、90 min、150 min、210 min、270 min和330 min心脏取血，将血液立即注入预先肝素化的离心管中，于37 ℃±0.5 ℃水浴上保温2 h，离心10 min（3000 r/min），吸取1.0 mL血浆，加入0.5 mL蒸馏水、加4.0 mL混合试剂，同"水杨酸血药浓度标准曲线的制备"步骤，进行血药浓度测定。

【注意事项】

（1）动物实验中为了防止实验人员被动物抓伤、咬伤以及动物毛发吸入，实验人员应穿上白大褂，戴好口罩、手套。

（2）家兔在给药2 h后，可适当给予饲料；实验全程不禁水。

（3）必须对采血器材和盛血液试管事先进行肝素化处理，以免血液凝固成团。

（4）处理完的血浆样品因含有污染性物质汞，必须回收并进行特殊处理。

四、实验结果

1. 标准曲线

（1）将水杨酸血浆标准液的吸光度（A）与浓度（C）进行线性拟合，即得标准曲线。

（2）计算相对回收率。体内生物样品相对回收率一般应满足80%～120%。

2. 血药浓度：将血浆样品的吸光度代入标准曲线中，求出血药浓度。完成表20-1。

表20-1　血药浓度数据

时间/min	15	30	60	90	150	210	270	330
血药浓度 $C/\mu g \cdot mL^{-1}$								

以血药浓度为纵坐标，时间为横坐标绘制血药浓度-时间曲线；以血药浓度的对数和时间作药物浓度-时间的半对数图。

3. 按照残数法求出消除速率常数（k）和吸收速率常数（k_a），并求算 t_m（达峰时间）、C_m（达峰浓度）、$t_{1/2}$（生物半衰期）、AUC（药-时曲线下面积）等药动学参数。相关数据填写在表20-2中。

表20-2　残数法数据

时间	血药浓度 $C/\mu g \cdot mL^{-1}$	尾段直线外推线的浓度 $C_外/\mu g \cdot mL^{-1}$	残数浓度 $C_残/\mu g \cdot mL^{-1}$
15 min			
30 min			
60 min			
90 min			
150 min			
210 min			
270 min			
330 min			

五、思考题

1. 简述药动学实验中采用残数法处理数据的条件和步骤。

2. 药-时曲线中可能出现的双峰或多峰现象如何解释？

3. 阿司匹林血药浓度的测定除了可见分光光度法，还有哪些方法？

参考文献

[1] 刘建平.生物药剂学实验与指导［M］.北京：中国医药科技出版社，2007.

[2] 刘建平.生物药剂学与药物动力学［M］.5版.北京：人民卫生出版社，2016.

实验二十一　核黄素在人体中的
尿药浓度测定

一、实验目的

1. 掌握尿药法测定药物制剂的动力学参数及生物利用度的方法。
2. 熟练运用尿药速度法和亏量法求算药物动力学参数。
3. 了解尿药法的特点及口服核黄素的体内过程。

二、实验指导

血药浓度法求算药物动力学参数时，如果仪器对血液样品的检测灵敏度低，或血中干扰物多导致检测方法特异性不够，或不易多次采血时，可采用尿药浓度法。通过给药后收集各时间段的尿样，测定尿药浓度，求出动力学参数以及生物利用度。但尿药法准确性受到许多因素的影响，测定结果不如血药浓度法准确。当有较多的原形药物从尿中排出，并且药物的肾排泄过程符合一级动力学时，可用速度法或亏量法进行动力学参数的求解。

单室模型口服给药尿药法基本公式为：

$$\frac{\mathrm{d}X_u}{\mathrm{d}t} = \frac{k_a k_e F X_0}{k_a - k}(\mathrm{e}^{-kt} - \mathrm{e}^{-k_a t})$$

（一）速度法

一般 $k_a > k$，当 t 充分大时 $\mathrm{e}^{-k_a t} \to 0$，$\dfrac{\mathrm{d}X_u}{\mathrm{d}t} = \dfrac{k_a k_e F X_0}{k_a - k}\mathrm{e}^{-kt}$ 两边取对数并以平均速度 $(\Delta X_u/\Delta t)$ 代替瞬时速度 $(\dfrac{\mathrm{d}X_u}{\mathrm{d}t})$，以中点时间 t_c 代替 t，则得下式：

$$\lg\frac{\Delta X_u}{\Delta t} = \lg\frac{k_a k_e F X_0}{k_a - k}\mathrm{e}^{-kt} - \frac{k}{2.303}t_c$$

式中：ΔX_u 为某段时间 Δt 内排出的尿药量，k_e 为表观一级肾排泄速率常数，k 为总消除速率常数，k_a为表观一级吸收速率常数，F为生物利用度，X_0为给药剂量。以$\lg \Delta X_u/\Delta t$对t_c作图，从后段直线的斜率可求出一级消除速率常数。

（二）亏量法

尿药总排出量为：

$$X_u^{\infty} = X_u^{0 \rightarrow t} + X_u^{t \rightarrow \infty} = X_u^{0 \rightarrow t} + \frac{(\frac{\Delta X_u}{\Delta t})_t}{k}$$

则亏量（待排泄尿药量）为：

$$X_u^{\infty} - X_u^{0 \rightarrow t} = \frac{X_u^{\infty}}{k_a - k} k_a e^{-kt} \xrightarrow{\text{取lg}} \lg(X_u^{\infty} - X_u^{0 \rightarrow t}) = \lg \frac{X_u^{\infty} k_a}{k_a - k} - \frac{kt}{2.303}$$

式中：X_u^{∞}为尿药排泄总量，$X_u^{0 \rightarrow t}$为0→t时间段的累积尿药排泄量。

用$\lg(X_u^{\infty} - X_u^{0 \rightarrow t})$对$t$作图或拟合直线，通过直线斜率求出$k$。

（三）应用尿药浓度法测定制剂的相对生物利用度

其计算公式为：

$$F = \frac{X_{u(\text{试})}^{\infty} \cdot X_{0(\text{标})}}{X_{u(\text{标})}^{\infty} \cdot X_{0(\text{试})}} \times 100\%$$

式中：$X_{u(\text{标})}^{\infty}$为标准参比制剂的尿药排泄总量，$X_{u(\text{试})}^{\infty}$为实验制剂的尿药排泄总量，$X_{0(\text{标})}$为标准参比制剂的给药剂量，$X_{0(\text{试})}$为实验制剂的给药剂量。

核黄素（维生素B_2）异咯嗪环上含有双键，其在444 nm可见吸收。核黄素可在保险粉（连二亚硫酸钠）作用下，能还原为无色的双氢核黄素，在444 nm处无吸收（如图21-1所示）。

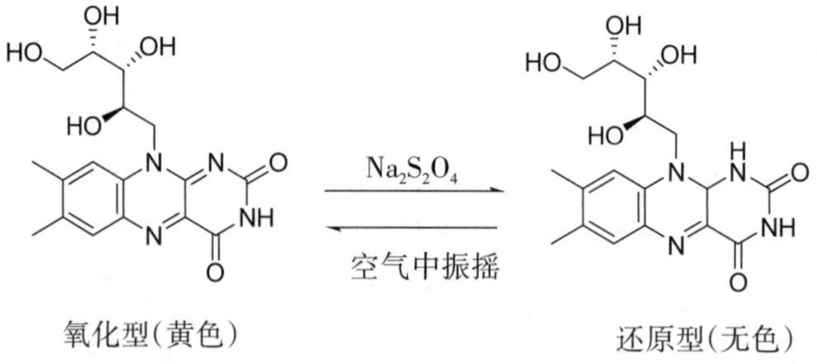

图21-1 核黄素的氧化还原反应

由此，可利用尿液中加入保险粉前后两次测得的吸光度差值来计算尿液中核黄素的含量。为了排除内源性核黄素的含量，要用空白尿液的吸光度来矫正服药后尿液样品的吸光度。除此之外，内源性非核黄素类物质也可能在444 nm处有吸收，因此对于空白尿液和服药后的尿液样品均应测定加入保险粉前后的吸光度，消除非核黄素类物质对检测结果的影响。具体如下：

空白尿液：

ΔA_1（内源性核黄素的吸收）=A_1（内源性核黄素和非核黄素的吸收）$-A_2$（非核黄素的吸收）

含药尿液：

ΔA_2（外内源性核黄素的吸收）=A_1（外内源性核黄素和非核黄素的吸收）$-A_2$（非核黄素的吸收）

则外源性核黄素的吸光度值应为：

$$\Delta A=\Delta A_1-\Delta A_2$$

三、实验内容

（一）材料与仪器

1. 仪器

主要有分析天平、可见分光光度计、恒温水浴锅等。

2. 材料

主要有维生素 B_2 片（每片含核黄素 5 mg）及核黄素对照品、保险粉（连二亚硫酸钠）、冰醋酸等。

（二）实验部分

1. 核黄素标准曲线的制备

标准溶液配制：精密称取 105 ℃干燥 1 h 的核黄素对照品 50 mg，转移至 500 mL 容量瓶中，加 0.02 mol/L 醋酸溶液 300 mL，置水浴中加热溶解，放冷至室温，以 0.02 mol/L 醋酸溶液定容，摇匀得浓度为 100 μg/mL 的核黄素对照品储备液，置凉暗处保存。

精密吸取核黄素对照品储备液 0.1 mL、0.3 mL、0.5 mL、1 mL、2 mL 和 3 mL，分别置于 10 mL 容量瓶中，用酸化蒸馏水（1%冰醋酸水溶液，mL/mL）稀释至刻度，摇匀得对照液。以酸化蒸馏水为空白，在 444 nm 波长处测定吸光度（A_1），然后加入保险粉（连二亚硫酸钠）约 3 mg，摇匀，在 1 min 内再次测定吸光度（A_2），两次测定吸光度的差值（$\Delta A=A_1-A_2$）即为核黄素的吸光度，记入表 21-1 中，以 ΔA 为纵坐标，对照液浓度（C，μg/mL）为横坐标，拟合得标准曲线。

2. 尿液样品的收集

受试者服药前一天需要收集 24 h 空白尿液，量取尿液体积并记录于表 21-2 中，再将部分尿液（约 10 mL）贮存在盛有少量（约 0.2 mL）冰醋酸的试管内，摇匀，供测定空白尿中核黄素含量使用。临服药前排空小便，早餐后立即口服核黄素三片（5 mg/片），以温水送服，并记录服药时间。于服药后 2 h、4 h、6 h、8 h、10 h、12 h、14 h、16 h 收集尿液，并由量筒量取尿液体积后记录于表 21-3 中，再将部分尿液（约 10 mL）贮存在盛有少量（约 0.2 mL）冰醋酸的试管内，摇匀，于阴凉避光处保存，待测。

3.尿药浓度的测定

（1）空白尿液中核黄素浓度的测定

取酸化空白尿液适量，按"核黄素标准曲线的制备"方法，自"以酸化蒸馏水为空白……"起操作，测定吸光度，将两次测定值之差（ΔA）代入标准曲线，求出空白尿中核黄素浓度，记入表21-2中。

（2）含药尿样中核黄素浓度的测定

分别取不同时间收集的含药尿液样品适量，按"核黄素标准曲线的制备"方法，自"以酸化蒸馏水为空白……"起操作，测定吸光度，将两次测定值之差（ΔA）代入标准曲线，求出含药尿样中核黄素浓度，记入表21-4中。

【注解】

（1）服药前2天及实验期间应控制食谱，不得吃富含维生素B_2的食物，如鸡蛋、牛奶、奶糖等，并不得服用含B族维生素的药品。

（2）受试者每次收集尿液后，喝200 mL左右的饮用水，以维持一定体积的尿量。

（3）在制备标准曲线时，也可用酸化的空白尿液作为溶媒，替代0.02 mol/L醋酸溶液。

（4）尿药浓度测定过程中，均应注意避光操作。

四、实验结果

（一）实验数据记录

1.受试者：_____服药日期：_____药品与剂量：_____。

2.核黄素标准曲线：将所得数据填在表21-1中，并拟合标准曲线。

表21-1　标准曲线数据

编　号	1	2	3	4	5	6
对照液浓度/$\mu g \cdot mL^{-1}$						
A_1						
A_2						
ΔA						

标准曲线：_____。

3.尿药浓度测定：将所得数据填在表21-2、21-3、21-4中。

表21-2　空白尿测定记录

A_1	A_2	ΔA	24 h尿量/mL	24 h尿中核黄素排泄总量/μg	平均2 h尿中核黄素排泄量/μg

表21-3　尿样收集记录

试管号	集尿时间 t/h	Δt/h	t/h	尿量/mL
1	2			
2	4			
3	6			
4	8			
5	10			
6	12			
7	14			
8	16			

表21-4　尿药测定记录

管号	A_1	A_2	ΔA	尿药浓度/μg·mL^{-1}	核黄素排泄总量 X_u/μg	ΔX_u/μg
1						
2						
3						
4						
5						
6						
7						
8						

ΔX_u=某时间间隔内核黄素总量−相同时间间隔内空白尿中的核黄素量

（二）数据处理

1. 完成表21-5，用$\lg \Delta X_u/\Delta t$对t_c绘制尿排泄速度图。

2. 从上图后段直线部分计算斜率，进而求出消除速率常数（k）及生物半衰期（$t_{1/2}$）。

3. 计算总排泄药量X_u^∞=_____mg；尿药排泄百分率=_____%。

4. 计算口服核黄素片的绝对生物利用度（据文献报道，核黄素静脉注射后尿中总排泄量为给药剂量的97%）。

表21-5　尿药法动力学数据

管号	t/h	t_c/h	$\Delta X_u/\Delta t$	$\lg \Delta X_u/\Delta t$
1	2			
2	4			
3	6			
4	8			
5	10			
6	12			
7	14			
8	16			

5. 采用亏量法求算核黄素口服后的消除速率常数（k）及生物半衰期（$t_{1/2}$）。

五、思考题

1. 用尿药法能够求出哪些药物动力学参数？实际应用中有何优缺点？

2. 测定核黄素片生物利用度时，为什么服药前一天要收集24 h尿液？

3. 用尿药法测定生物利用度时取尿时间应多长？该方法误差来源有哪些？

参考文献

［1］刘建平.生物药剂学实验与指导［M］.北京：中国医药科技出版社，2007.

［2］刘建平.生物药剂学与药物动力学［M］.5版.北京：人民卫生出版社，2016.

附　录

一、可见分光光度计（如附图1所示，722S可见分光光度计操作规程）

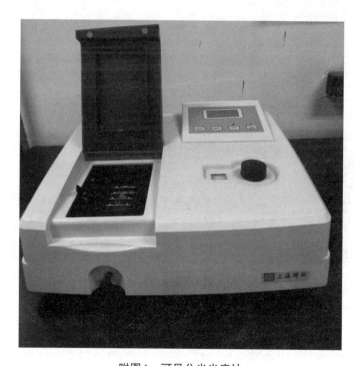

附图1　可见分光光度计

1. 打开电源开关，仪器预热20 min。

2. 转动白色的波长旋钮，调节波长至实验测定所需可见光区单色波长。

3. 取4个洁净玻璃比色皿，加入空白试剂依次放入试样架内，盖上试样室盖子。

4. 将选择开关置于"A"，依次测定4个空白比色皿的吸光度，将吸光度最小的1个比色皿放置于最靠近仪器屏幕的比色架内，并对准光路，作为空白比色皿。

5. 关闭试样室盖子，按选择开关置于"T"，调节透光率100%开关，使数字显示

100.0。打开试样室盖子，调节透光率0.000开关，使数字显示0.000或over。

6. 重复调节透光率0.000和100.0，直至数据稳定。

7. 将选择开关置于"A"，依次测定其余3个空白比色皿的吸光度，记录数据，作为比色皿吸光度的校正值。

8. 除空白比色皿外，分别按顺序在3个比色皿内放入待测溶液（各比色皿需要用待测溶液润洗3～4次），使待测液进入光路，测定并记录吸光度A。

9. 用读取的样品吸光度减去相应比色皿的吸光度校正值，即为待测样品的吸光度值。

10. 关闭电源，洗净比色皿，放回原处，待仪器冷却后盖上防尘盖。

二、紫外-可见分光光度计(如附图2所示,UV1700紫外-可见分光光度计操作规程)

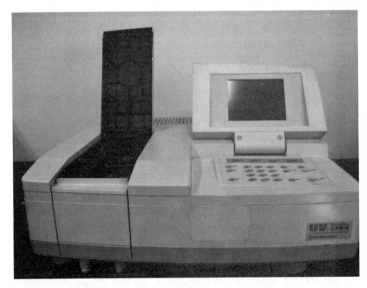

附图2　紫外-可见分光光度计

1. 打开电源开关，仪器进行自检和初始化，进入到"主模式屏幕"。仪器使用前预热20 min。

2. 在"模式选择"下，按数字键"1"，选择"光度模式"。

3. 取两个洁净石英比色皿，都加入空白溶剂，分别置于试样室的样品槽内，吸光度A值小的一个比色皿放置于最靠近仪器屏幕的样品槽内，作为参比比色皿；另一个比色皿放置于仪器外侧，作为样品测定用比色皿。

4. 在"模式选择"下，按"2"，选择"光谱"。

5. 在"光谱"模式下，按"2"，设定波长"扫描范围"。按"3"，设定"记录范围"。按"ENTER"键确定数值。按"F1"键，校正基线。

6. 基线校正完毕，取出样品测定用比色皿，用待测样品润洗3～4次，倒入待测样品溶液，放置于仪器外侧样品槽中，盖上盖子，按"START"键扫描光谱。

7. 扫描完毕，按"F2"键数据处理。按数字键"3"选择"峰检出"，确定样品含量测定最大检出波长。

8. 按"RETURN"键，返回到"光谱"模式，按"MODE"键，屏幕出现"放弃数据?"选择"是"，回到"模式选择"界面。

9. 在"模式选择"下，按数字键"1"，选择"光度"模式。按"GOTOWL"键，输入样品含量检测波长，按"ENTER"键确定数值。

10. 取出样品测定用比色皿，用空白溶剂润洗3～4次，倒入空白溶剂，放置于仪器外侧样品槽中，盖上试样室盖子，按"AUTOZERO"键，将测量值设为0.0000，做空白校正。

11. 取出样品测定用比色皿，用待测样品润洗3～4次，倒入待测样品，放置于仪器外侧样品槽中，盖上盖子，读取并记录吸光度数值。

12. 按"MODE"键返回"主模式屏幕"，取出并洗涤石英比色皿，放回原处。

13. 关闭主机电源，填写仪器使用记录。

三、气相色谱仪（如附图3所示，GC2014C气相色谱仪操作规程）

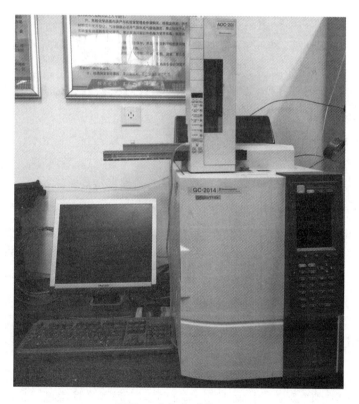

附图3　气相色谱仪

1. 打开电脑，开载气（氮气），调节减压阀，使输出压力在0.4～0.5 MPa。

2. 载气开通10 min以上，开启气相色谱仪，开启计算机。

3. 开燃气、助燃气：打开空气发生器（SPB-3），打开氢气钢瓶总阀，调节减压阀，使输出压力在0.2 MPa，仪器相应压力表升至设定值（HYDROGEN：50 kPa、AIR：50 kPa）。

4. 启动GC：点击电脑屏幕上"S"（SYSTEM）图标，选择连接1台GC仪器。点击"文件"→"新建方法文件"→用户名、密码选择"默认"，来到"MONIT"监视界面。

5. 从右数第一个进样口放入装有无水乙醇的样品瓶（清洗微量注射器用），从右数第二个进样口放入废液瓶。选择左边的一个进样口，放入含有待测组分溶液的样品瓶。注意：进样的样品应为液态或气态，样品中不应有固体杂质（可对其进行过滤处理）或者是在当前分析条件下不可汽化的组分（高沸点的物质比如多糖或蛋白质等高分子化合物不能进入仪器）。

6. 在电脑屏幕上打开"实时分析"界面，点击"文件"，在"打开方法文件"中选择合适的方法模板。分别对柱箱温度、检测器温度、载气流速、进样量、洗脱时间等进行参数设定；常规参数项下，选择"自动打火"，并"下载"保存。

7. 待"实时分析"界面右侧显示"准备就绪"，基线稳定后，可进行样品含量测定（注意：若仪器无法"准备就绪"或者无法点火，请检查氮气或氢气压力是否合适）。

8. 点击"单次分析"→"样品记录"。修改样品号（待测样品小瓶所处进样口的位置），点击"下载"保存。点"RESET"键，使样品归位。

9. 在"数据文件"处选择指定文件夹保存样品名称及分析时间，点击"开始"，进行样品气相色谱测定。

10. 待所有组分都出峰后，手动停止采集，或待仪器自动停止。

11. 查看实验结果。回到主界面，点"再解析"，点鼠标右键，点"返回"。点击"数据分析"→"文件打开"→"报告文件"→"项目分析"。

12. 记录色谱峰的峰面积和保留时间，与标准品色谱峰参数做对比。

13. 关闭氢气钢瓶总阀，关闭空气发生器，使仪器相应压力表降至0。

14. 点击电脑屏幕上"S"（SYSTEM）图标，点击"停止GC"，待仪器温度降到80 ℃以下，关闭计算机，关闭仪器。

15. 关机约20 min后，关载气（氮气）钢瓶。填写仪器使用记录。

四、高效液相色谱仪（仪器简介、操作规程及注意事项）

1.仪器简介

高效液相色谱仪系统是由贮液器、输液泵、进样器、柱温箱、检测器、控制及数据处理系统组成（如附图4所示）。贮液器中的流动相被高压泵打入系统，样品溶液经进样器进入流动相，被流动相载入色谱柱（固定相）内，由于样品溶液中的各组分在两相中具有不同的分配系数，在两相中做相对运动时，经过反复多次的吸附-解吸附的分配过程，各组分在移动速度上产生较大的差别，被分离成单个组分依次从柱内流出，通过检测器时，样品浓度被转换成电信号传送到记录仪，数据以图谱形式打印出来。

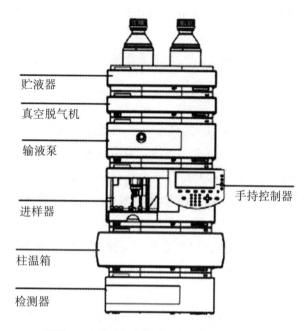

附图4　高效液相色谱仪组成示意图

2.操作规程

（1）开机

①打开电脑，登录Windows操作系统。

②打开液相色谱仪各个模块的电源：对分体式，请按输液泵→进样器→柱温箱→检测器的顺序打开开关。

③待各部分分别显示初始化完毕后，最后打开化学工作站，进行输液泵与色谱工作站的连接。

④把各流动相放入溶剂瓶中。

⑤旋开排气阀，将输液泵流量设到5 mL/min，溶剂A设到100%，打开输液泵，排除管线中的气体2～3 min，直到管线内由溶剂瓶到输液泵入口无气泡为止，查看柱前压力。依次切换到B、C、D溶剂分别排气。

⑥将泵的流量设到0.5 mL/min，多元泵则再设定溶剂配比，如$A=80\%$，$B=20\%$；关闭排气阀（顺时针）。

⑦将泵的流量设到0.8 mL/min，2 min后将泵的流量设到1 mL/min，冲洗色谱柱20～30min。

⑧将冲洗液换成流动相，待柱前压力基本稳定后，打开检测器灯，观察基线情况。

⑨自动进样先放置样品，设置运行方法，进行检测；手动进样先设置运行方法，再注射进样检测。

（2）关机

①关机前，用95%水冲洗柱子和系统0.5～1 h，流量0.5～1 mL/min，再用100%有机溶剂冲0.5 h，然后关泵。

②退出化学工作站及其他窗口，关闭计算机。

③关掉主机电源开关。

3.注意事项

（1）规范操作，树立保护HPLC整套系统的概念，尤其对于输液泵、色谱柱、检测器，在使用后应及时冲洗，以免污染而使其寿命缩短或损坏。

（2）氘灯是易耗品，应最后开灯，不分析样品即关灯。

（3）流动相使用前必须过滤，不要使用多日存放的蒸馏水（易长菌），严禁含盐的流动相未经过滤直接使用。

（4）流动相使用前必须进行脱气处理，可用超声波振荡10～15 min。

（5）配制90%水+10%异丙醇，以每分钟2～3滴的速度虹吸排出，清洗柱塞杆，溶剂不能干涸。

（6）流速的变化应采用阶梯式递增或递减的方式。启动泵时，应在2 min之内由小流速慢慢增大到所需的流速，泵关闭时亦然（流速递减）；切忌流速的骤变。

（7）当流动相含有缓冲液时，要用纯化水冲洗手动进样器进样口，同时搬动进样阀数次。

（8）柱子存放时，需填充少量乙腈或甲醇，两端堵头封存；每一个月重新使用乙腈或甲醇，填充封存。